LES MÉDECINS STATISTICIENS

DEVANT

LA QUESTION HOMOEOPATHIQUE

PARIS. — IMPRIMERIE SCHNEIDER, RUE D'ERFURTH, 1.

LES

MÉDECINS STATISTICIENS

DEVANT LA

QUESTION HOMOEOPATHIQUE

OU

RÉPONSE AUX ATTAQUES DE M. VALLEIX

CONTRE

LE LIVRE DE M. TESSIER

PAR

M. LE DOCTEUR TIMBART,

Ex-interne des hôpitaux de Paris.

PARIS
CHEZ J.-B. BAILLIÈRE
LIBRAIRE DE L'ACADÉMIE DE MÉDECINE
RUE HAUTEFEUILLE, 19
A LONDRES, CHEZ H. BAILLIÈRE, 219, REGENT-STREET

1850
1851

LES

MÉDECINS STATISTICIENS

DEVANT

LA QUESTION HOMOEOPATHIQUE

OU

RÉPONSE AUX ATTAQUES DE M. VALLEIX [1]

CONTRE LE LIVRE DE M. TESSIER [2].

Le livre de M. Tessier a mis en grand émoi le public médical de Paris. Dans la situation actuelle des esprits sur la réforme hahnemannienne, il ne pouvait en être autrement. L'impartialité et la bonne foi des uns l'ont accueilli comme une épreuve décisive en faveur de cette réforme, ou, du moins, comme une œuvre consciencieuse et d'une gravité extrême; l'ignorance ou le préjugé des autres l'ont repoussé d'instinct ou de parti pris. Les indifférents l'ont laissé passer en silence; les intolérants l'ont flétri comme un scandale. Quant à cette classe d'esprits qu'il est de mode, de nos jours, d'appeler *consciencieux et sévères*, qui croient l'être en réalité, à force d'abriter leurs noms et leurs travaux derrière ces deux titres, attaqués directement dans les principes et la méthode qu'ils ont cherché à imposer comme les colonnes d'Hercule

(1) Journal *l'Union médicale*, n. des 25, 29 juin et 9, 23, 25 juillet 1850.

(2) *Recherches cliniques et expérimentales sur le traitement de la pneumonie et du choléra, suivant la méthode de Hahnemann*. Paris, Baillière, 1850.

aux limites de la science moderne, leur silence eût pu passer pour l'aveu d'une défaite ou d'un accueil favorable fait à la brochure entière de M. Tessier. Ils se sont donc fait un devoir d'y répondre, et, partant, d'entamer une controverse sur la doctrine et les faits purement cliniques de ce livre.

Au nom de l'école dite des *Numéristes*, dont il est un des représentants les plus considérables, M. Valleix s'est chargé d'ouvrir la discussion et de formuler la critique.

Au nom de la réforme de Hahnemann, que nous croyons une œuvre sérieuse et le point de départ d'une ère nouvelle pour la matière médicale et la thérapeutique, nous venons, à notre tour, dans la mesure de nos forces, et malgré notre insuffisance, soutenir ce débat et défendre le travail de M. Tessier, notre maître.

M. Valleix est un homme connu en médecine par son talent, sa position et les services réels qu'il a rendus à la science. Son nom et ses antécédents, ses lumières et sa probité scientifique jusqu'ici sans conteste, nous avaient fait espérer de lui une discussion sérieuse, approfondie, loyale. Mais, force nous est de l'avouer tout d'abord, sans restriction et sans détour, nous nous étions étrangement abusé; et si jamais désappointement fut complet et sans mesure, c'est bien le nôtre, après la lecture de sa prétendue réfutation.

Sa critique, en effet, n'est, dans le fond et dans la forme, que l'expression du préjugé et de la passion, deux choses qu'on regrette toujours, pour ne pas dire plus, de voir entrer dans le domaine de la bonne foi, de la raison et de la vérité. A défaut d'arguments sérieux et d'une polémique conduite avec mesure et avec science, il ne nous a offert qu'un incohérent assemblage d'assertions gratuites, de fins de non recevoir, d'erreurs médicales grossières, de faits dénaturés, d'opinions faussées; le tout orné et embelli d'injures à l'adresse des disciples de Hahnemann, et d'insinuations calculées à celle de son collègue, contre lequel il s'est permis des excès dont il doit avoir aujourd'hui sans doute le plus grand regret.

Ce jugement préalable pourra paraître très-sévère; le public médical jugera s'il est fondé. C'est là tout ce qui importe à l'intérêt de la vérité scientifique, le seul dont il convienne de se préoccuper. En médecine, comme en toute autre science, les hommes, leurs préjugés et leurs passions ne comptent pas ; les principes, la vérité et la raison y sont tout. Ceux-là seuls la servent dignement, qui, abjurant ces préjugés et faisant taire ces passions, mettent à son service tout ce qu'ils ont de bonne foi, d'intelligence et de savoir. Hors de là, on est fatalement réduit à se faire soi-même et le point de départ et le terme de la vérité ; puis, pour défendre cette situation purement personnelle, on se crée une logique d'expédients, et l'on fait de l'argumentation de circonstance.

Telle a été l'attaque de M. Valleix. Pour le prouver, il suffirait de citer les principaux arguments de sa critique, et d'en signaler l'esprit et le caractère général. C'est tout ce qu'il faudrait pour faire apprécier aux lecteurs la nature de sa controverse. Mais nous comprenons autrement que lui les devoirs de la polémique dans un problème de science. Nous allons d'abord discuter sa thèse par le côté le plus sérieux qu'elle puisse offrir, en respectant intégralement toute la série de ses arguments. Quant aux *fables* inventées pour infirmer des résultats qu'il ne pouvait combattre scientifiquement, notre réponse sera ce que M. Valleix a voulu qu'elle fût. Par l'un et l'autre genre d'argumentation, nous espérons clairement démontrer que sa science et sa dignité se sont brisées contre le livre de son collègue, et, partant, contre la réforme de Hahnemann, à laquelle il aspirait surtout, disait-il, de couper court.

§ I.

Question de doctrine. — L'homœopathie est-elle absurde ? — Peut-elle être proscrite *à priori* ? — Solution de M. Tessier. — Opinion de M. Valleix.

Tout le monde sait qu'il n'a pas tenu à l'école des *observateurs consciencieux et méthodiques* que la vérification clinique de la méthode de Hahnemann ne fût proscrite *administrative-*

ment dans les hôpitaux de Paris. L'acharnement de leurs efforts et leurs violences de toutes sortes pour empêcher la discussion scientifique et l'examen de cette doctrine par les faits, n'ont acquis qu'une notoriété trop malheureuse pour la dignité de notre art et le respect de l'autorité des maîtres en médecine. Quelle croyance, en effet, peut-on avoir à la sincérité de ces professions de foi absolues envers l'observation, comme le seul critérium de la vérité médicale, quand les apôtres de cette observation donnent au monde le spectacle affligeant de cette contradiction entre leurs principes et leur conduite, entre leurs paroles et leurs actes? Si la nature humaine n'était là, avec ses préjugés et ses passions, pour l'expliquer, il serait impossible de comprendre une si monstrueuse inconséquence. Mais non, les *numéristes* ont été logiques dans leurs procédés. Infaillibles par nature, tout ce qui n'est pas vérité en eux et par eux n'est digne que de mépris et de dédain ; donc pas de discussion : *à priori*, sans examen et sans motif, Hahnemann et ses disciples sont absurdes ; donc, proscription de leurs théories. Possesseurs exclusifs de la vraie méthode d'observation, nul autre qu'eux n'a *le droit* de la pratiquer : donc, au nom de cette propriété privilégiée, ils dénieront, par la force et par la contrainte, ce droit de vérifier la vérité ou l'erreur d'une idée ou d'un fait qui ne soient pas leur fait ou leur idée. *Stat pro ratione voluntas.*

Heureusement pour l'honneur et l'intérêt de la pratique de notre art, noblement fidèle à sa tradition de respect pour la liberté médicale, l'administration des hôpitaux de Paris refusa de s'associer à ce déni monstrueux de justice scientifique, et de le consacrer par la contrainte. Ce ferme appui prêté par elle, dans cette circonstance, à la liberté d'examen, sera sa gloire, comme il sera la honte de ces aveugles promoteurs de l'intolérance et de la proscription de parti pris. La réforme de Hahnemann put donc être soumise au contrôle de l'observation et de l'expérience, et jouir ainsi, pour la première fois, du droit commun de toute idée à une vérification publique.

Or, dans cette réforme, comme en tout autre problème de médecine, il y a deux choses : l'idée, ou le principe nouveau qui la constitue; et puis l'application ou les faits par lesquels on en contrôle la réalité et la valeur pratiques. En d'autres termes, il y a la partie doctrinale et la partie expérimentale; et, par conséquent, deux procédés logiques, fort distincts, correspondant à ces deux points de vue du problème, et en vertu desquels on affirme sa solution vraie ou fausse. En homme logique, M. Tessier, avant de rejeter la doctrine, a voulu l'examiner ; avant de nier les faits qu'il entendait proclamer de toutes parts, il a voulu les vérifier. Ce sont, et cet examen et cette vérification expérimentale, qu'il a soumis à la méditation de ses confrères dans le livre qu'il a publié.

Une question première était donc à résoudre. La doctrine de Hahnemann ayant été, jusqu'ici, toujours proscrite, parce que toujours on la décrétait d'*absurdité à priori* et par intuition, M. Tessier s'est, tout d'abord, posé ce premier théorème : « L'homœopathie est-elle, oui ou non, *à priori*, une absurdité? » A la solution de ce problème, il a consacré la préface du livre, véritable chef-d'œuvre d'exposition lumineuse, de discussion élevée, toute-puissante d'intelligence et de logique, comme il convient à toute question de principes qu'on veut traiter avec conscience. Pour être jugée à sa valeur, cette préface doit être lue et méditée. Une analyse de critique ne peut qu'en amoindrir les proportions, et donner une idée fort incomplète du degré de précision et d'argumentation vigoureuse que l'auteur y a déployé.

Toutefois, on nous pardonnera d'en esquisser l'économie avec quelques détails, et d'en citer quelques passages importants. C'est le moyen le plus propre à poser nettement les points en litige et les questions à résoudre, à faire ressortir le rôle respectif des deux adversaires, enfin à caractériser la valeur de leur argumentation réciproque.

« Toutes les objections se réduisent donc, dit M. Tessier, à une seule affirmation : *l'homœopathie est une absurdité.* Le reste est de la déclamation pure ; c'est affaire de littérature désagréable à l'usage des esprits vulgaires. Nous allons donc examiner la question de savoir si la méthode thérapeutique de Hahnemann est ou n'est point absurde.

« On ne peut, en effet, poser le problème autrement sur le terrain de la théorie. Celle-ci ne peut nous en apprendre davantage. L'expérience, ou, comme on dit aujourd'hui, la pratique, permet seule de déterminer le degré d'utilité d'une méthode. Ainsi leur rôle respectif est bien précis ; l'étude théorique nous montre si une doctrine est conforme au bon sens médical, d'une part ; d'autre part, l'étude clinique et expérimentale, appuyée sur ce premier résultat, procède à la détermination de la valeur pratique de cette doctrine. On n'a jamais fait autrement en médecine, et ceux qui, de nos jours, repoussent comme insensée la pratique de l'homœopathie, ont condamné d'avance dans leur esprit, et d'après une appréciation théorique, la doctrine de Samuel Hahnemann. Nous allons donc suivre la marche qu'ils ont suivie eux-mêmes, seulement en nous tenant en garde contre les préjugés et les passions, comme ils auraient dû le faire, afin de rester dans la voie scientifique.

« La doctrine de Samuel Hahnemann a la prétention de constituer une réforme générale de la thérapeutique; donc elle doit donner une solution nouvelle des questions fondamentales en thérapeutique. Or, ces questions fondamentales sont :

« 1° La détermination scientifique des propriétés des agents extérieurs appelés médicaments ;

« 2° La classification de ces agents;

« 3° La manière de poser les indications;

« 4° La manière de remplir les indications posées.

« La thérapeutique n'étant autre chose que la science des indications des médications et de leurs rapports, il est évident que les quatre questions comprennent toute cette science. »

A la première de ces questions, voici la solution donnée par Hahnemann. « Le fondement de la thérapeutique étant la connaissance du mal à guérir d'une part, et de l'autre celle du remède, la première condition pour obtenir catégoriquement cette dernière, c'est de déterminer par l'expérience les effets constants que chaque agent produit sur l'organisme sain. — Pour étudier ces effets spéciaux et caractéristiques de chaque substance, celle-ci ne doit être mêlée à aucune autre, sans quoi on ne saurait à laquelle attribuer les phénomènes produits. — Les expérimentations doivent être faites sur des sujets de sexe, d'âge, de tempérament différents, en tenant compte des circonstances accessoires qui peuvent exercer une influence quelconque. Il faut noter dans chacune, non-seulement tous les phénomènes produits, mais encore leur ordre de succession, leur forme, leur durée, leur localisation spéciale sur tel système ou tel organe. — Tel est, en abrégé, le point de départ de Hahnemann; telles sont les règles à suivre qu'il indique pour fonder une matière médicale régulière. Où est donc l'absurdité dans ce principe et ce procédé d'expérimentation? »

M. Valleix n'en dit rien.

Quant à la classification des agents thérapeutiques, il n'est si mince praticien qui ne sache que d'Hippocrate à nos jours, à travers toute la tradition médicale, elle n'a jamais reposé que sur l'arbitraire et la confusion. « Hahnemann, dit M. Tessier, fit de la principale classification traditionnelle une critique passionnée, mais en même temps très-juste, en montrant que presque tout médicament pouvait entrer dans la plupart des genres et des classes; et que, d'un autre côté, il possédait des propriétés non déterminées dans ces diverses catégories d'effets médicamenteux. »

A l'exemple de Murray, Hahnemann a suivi la division en trois règnes, empruntée à l'histoire naturelle (règne minéral, végétal, animal), et, pour chacun de ces règnes, l'ordre purement alphabétique des substances.

Où donc encore trouve-t-on de l'absurdité dans une telle division?

M. Valleix n'en dit rien.

Passons aux sources des indications. « Ce qui distingue le médecin de l'empirique, dit M. Tessier, c'est que ce dernier traite les malades sans se rendre compte de ce qu'il fait, tandis que le premier n'agit point sans un motif. L'indication, en effet, suivant Galien, est l'évidence de ce qui commande l'intervention de l'art. Aussi la méthode des indications est-elle la méthode traditionnelle, celle des grands médecins de tous les temps et de tous les pays. Quiconque s'en écarte, par présomption ou par ignorance, tombe rapidement dans une routine aveugle, ou dans un scepticisme sans honneur, parce qu'il est sans excuse.

« Hahnemann pose, comme indication, l'ensemble des symptômes que présente la maladie.

« On peut reprocher à cette méthode d'être trop absolue et en même temps d'être incomplète... »

Mais en quoi et pourquoi est-elle absurde?

M. Valleix n'en dit rien.

Enfin, « pour remplir une indication, il faut avoir établi un lien ou un rapport entre l'indication et la médication; ensuite on doit procéder à l'application du moyen indiqué. »

Hahnemann proclama le choix de ce moyen et de cette application comme une vérité purement empirique, et la formula dans ce principe expérimental, pur résultat de l'observation: *similia similibus curantur*. « Que peut signifier cette formule, si ce n'est que les médicaments guérissent les phénomènes morbides semblables aux phénomènes produits par ces mêmes médicaments sur l'homme sain? Rien de plus clair et de plus simple que cette pensée. C'est une forme générale qui établit d'une manière précise le rapport des indications aux médications positives. Ainsi exprimée, cette loi de similitude est vraie ou fausse, mais elle est claire; elle offre aux discussions et aux vérifications cliniques et expérimentales un terrain précis. »

Où sont, encore une fois, et l'extravagance et l'absurdité?

M. Valleix n'en dit rien.

Si la méthode hahnemannienne, dans la solution nouvelle qu'elle apporte à ces questions fondamentales de toute thérapeutique, n'offre aucun des caractères d'absurdité dont on la gratifie chaque jour si généreusement, comment justifier la répulsion dont on la frappe?

En présence de cette exposition catégorique qui précise si nettement le seul et vrai problème à discuter, puisqu'il constitue le fondement réel de la doctrine, M. Valleix la passe sous silence. Sa critique n'en fait nulle mention et la réfute moins encore. « C'est, dit-il, une série d'arguments qu'il serait facile de réfuter. » Puis il passe outre, et tout est dit. Le procédé, comme on voit, est très-commode assurément. Il est à la portée de toutes les intentions et de tous les esprits. C'est seulement dommage qu'il ne prouve rien, et qu'il soit le fait d'un observateur *consciencieux* et *méthodique*.

Mais à ce dernier principe expérimental de la similitude que Hahnemann avait posé comme la pierre angulaire de sa médication rationnelle, se rattache étroitement une question secondaire, celle des doses et de leur action. Dès le début de sa découverte, le grand réformateur, en s'efforçant de prouver la vérité du principe par les faits, remarqua qu'en opposant un agent approprié à la maladie naturelle, toutes les fois que le remède était convenable, à doses ordinaires, il déterminait une aggravation des symptômes. Dans la crainte d'un danger, il atténua les doses. Les effets thérapeutiques persistant, malgré ces atténuations, il arriva par degrés aux dilutions, et c'est ainsi qu'il aboutit à la posologie nouvelle. Aux objections sans nombre qu'elle souleva sur la possibilité d'action de ces infinitésimaux, il répondit par les faits, et là il demeura invincible; mais, plus tard, il voulut la justifier par la théorie de la dynamisation, et là commença ce singulier amalgame de vérités et d'erreurs, de réalités et d'exagérations sur lesquelles ses détracteurs passionnés s'appuyèrent pour démontrer l'absurdité et le mysticisme de la doctrine tout entière.

Toujours est-il que Hahnemann ne conçut pas d'emblée et *à priori* cette action des doses atténuées et qu'il y fut conduit par l'observation. Toujours est-il que, par des faits sans nombre, il mit leur efficacité hors de doute, et que tous ceux qui, après lui, en ont appelé à de sérieuses expériences, ont confirmé ces résultats. Dégagée de toute théorie, cette question, qui fut toujours le point de mire des détracteurs de l'homœopathie, se réduit à ces deux points : 1° Jusqu'à quel degré une partie quelconque d'un médicament peut-elle être divisée et produire une action? 2° comment cette partie ainsi divisée se comporte-t-elle à l'égard de l'organisme? Il est évident que leur solution ne peut être fournie que par l'expérimentation physiologique ou pathologique.

Or, les faits qui démontrent la persistance d'action de beau coup de substances à travers les divisions où la raison humaine a tant de peine à les poursuivre, sont, d'après les homœopathes, tellement nombreux et précis, qu'ils forcent l'adhésion. Ces faits et ces observations sont-ils vrais, oui ou non? chacun peut-il cliniquement en contrôler la valeur? Voilà tout le problème à résoudre. En quoi et pourquoi est-il donc absurde? Et que répond M. Valleix à cet appel au contrôle des faits et de l'observation la plus vulgaire? Ce qu'il répond : « C'est une rêverie... » Et il passe outre. C'est encore là un procédé logique très-commode. Mais on peut mettre à prononcer une telle sentence le laconisme le plus dédaigneux, l'aplomb le plus superbe et le plus magnifique sang-froid, il n'en résultera jamais qu'un expédient à l'usage des observateurs *consciencieux* et *méthodiques*.

Donc, jusqu'ici, la tâche de M. Valleix n'a pas été fort difficile. Le silence systématique et complet dont il a couvert l'argumentation de M. Tessier n'est un modèle ni de logique, ni de bonne foi; et il a eu grand tort de prétendre *à couper court à la contagion des illusions et des rêveries hahnemanniennes,* en n'opposant à cette contagion que des préservatifs scientifiques de cette nature et de cette énergie.

Ce n'est pas du tout. Non content d'avoir ainsi échappé à la seule discussion importante, M. Valleix va plus loin dans sa méthode de réfutation facile. Après l'avoir tronquée, il amoindrit et déplace la thèse de son adversaire. Il la présente à ses lecteurs non comme reposant sur cette argumentation première que nous venons d'exposer, mais comme n'ayant pour appui et pour base que des considérations extrinsèques à l'essence de la question, et que M. Tessier n'ajoute qu'à ce titre à ses premiers arguments, les seuls directs, les seuls catégoriques.

Voici comment :

Par l'examen réfléchi des solutions nouvelles qu'elle fournit aux questions de la thérapeutique, M. Tessier avait prouvé que la doctrine de Hahnemann ne présentait *à priori* aucune absurdité. Il pouvait fermer là toute discussion. C'était plus qu'il n'en fallait pour légitimer le droit de tout pathologiste à la vérifier cliniquement. Mais, ne voulant laisser aucun refuge au préjugé ou à la prévention, il pose et réfute à sa manière les considérations extrinsèques à la formule de la doctrine en elle-même, et qui, sous forme d'objections, ont pu servir de prétexte à la proscription de toute vérification expérimentale. Ces objections, d'après lui, se résument sous trois chefs principaux : l'étrangeté et l'invraisemblance des idées et des faits avancés par Hahnemann ; ses erreurs, ses contradictions et ses lacunes ; enfin la forme logique dont il a revêtu ses idées, la forme de doctrine et de théorie ; ce qui constitue son plus grand crime aux yeux de l'*école positive* qui domine aujourd'hui en médecine, et qui proclame que toute vérité est dans les faits additionnés et comptés.

« Or, dit avec raison M. Tessier, c'est le sort de toutes les grandes découvertes d'être étranges et invraisemblables à l'heure de leur apparition. En médecine, ce fut celui de l'anatomie, de la circulation du sang, du quinquina, de l'antimoine, de la saignée, de la vaccine, et, de nos jours encore, de l'auscultation, etc..... » Ces découvertes sont étranges, parce qu'avant leur apparition elles étaient inconnues ; elles sont invraisemblables, parce que, étrangères à l'ordre des croyances établies, elles rompent l'habitude des idées régnantes et l'ordre logique des méthodes et des principes accrédités. Mais, de cette impression naturelle d'invraisemblance qui peut excuser une hésitation première, conclure à une répulsion et une négation absolues, ce n'est et ne sera jamais permis à la logique d'un savant.

Quant aux erreurs et aux contradictions, Hahnemann en a commis beaucoup et de bien grandes ; qui le nie ? Mais n'est-ce pas le sort commun à toutes les vérités de ce monde de ne jamais naître et se développer pures de tout mélange ? Et, en médecine, quels sont donc ou le livre ou l'auteur qui n'en fourmillent ? D'ailleurs, qui a signalé et réfuté ces erreurs du fondateur de l'homœopathie ? Ses détracteurs ? Non, car ils n'en ont jamais fait mention. Ses élèves? Oui, et chose étrange! à l'encontre du spectacle offert par le progrès de toutes les doctrines, à l'encontre surtout de l'exemple offert par telle secte médicale de nos jours, loin de languir servilement dans la naïve admiration du maître, ils l'ont tous attaqué et combattu avec cette indépendance et ce courage que la possession de la vérité peut seul inspirer. Ces erreurs ne sont donc pas un motif légitime de répulsion.

Le troisième motif a reçu, sous la plume de M. Tessier, de trop longs développements pour que nous puissions même l'analyser. Il forme le sujet de l'*Introduction* de la brochure. Comme l'école des *statisticiens* et des *numéristes* a proscrit avec plus d'aveuglement et de fureur que toute autre les recherches cliniques sur la valeur pratique des idées de Hahnemann, il importait par-dessus tout de discuter ses titres à ce droit absolu de proscription. L'auteur a disséqué pièce à pièce et mis à nu ces prétentions à se déclarer elle-même l'observation incarnée, l'observation scientifique, et la négation, comme vérité, de tout ce qui n'est pas elle et par elle. Il a instruit en règle le procès de cette école, et il est fort à craindre qu'elle ne se relève jamais des coups qu'il lui a portés. Après avoir démontré que sa prétendue réforme est une utopie et la négation pure et simple de l'art médical, M. Tessier conclut qu'elle est fort mal venue à proscrire toute théorie du domaine de la science et de l'observation, lorsqu'elle a elle-même des titres aussi négatifs à y occuper une place.

Ce complément donné par M. Tessier à son examen des principes et de la méthode de Hahnemann, considérés en eux-mêmes, avait sans doute un haut degré d'importance et de valeur; mais enfin, ce n'était qu'une importance secondaire et une valeur de complément.

Or, savez-vous comment M. Valleix comprend les devoirs de la critique et les remplit avec sincérité? Non content, comme je l'ai déjà dit, d'éviter avec méthode les points fondamentaux de la discussion, il essaye, avec non moins de gravité et de conscience, de démontrer à ses lecteurs que toute la thèse de son rival se résume dans ce hors-d'œuvre de considérations et d'objections. Puis il se met en mesure de leur opposer des considérations à lui propres. Les voici tout entières :

« Comment admettre, dit-il, que les doses de Hahnemann ne sont pas sans analogie dans la nature? Quel est le fait qui le prouve? Est-ce l'action des virus? celle des miasmes?... Mais les miasmes et les virus donnent aux véhicules qui les renferment des qualités particulières; mais il faut une quantité infiniment plus considérable de ces *matières* que ne le comportent les prescriptions homœopathiques... »

De sorte que, selon M. Valleix, les preuves de l'action des doses infinitésimales ne reposent pas sur les faits cliniques précis, authentiques, comme le proclament tous ceux qui ont expérimenté sérieusement, mais sur l'analogie des substances diluées avec les virus et les miasmes. Quelle dérision (1)!

« M. Tessier, continue-t-il, ne veut pas qu'on repousse le système de Hahnemann *à priori;* nous disons, nous, qu'il est des erreurs tellement évidentes, qu'on peut, sans être un esprit faible, les repousser *à priori*, et la méthode de Hahnemann est dans ce cas. Si on vient à vanter à M. Tessier les merveilles du somnambulisme, de la seconde vue, se croira-t-il obligé de se livrer à une longue expérimentation, avant de dire que tout cela est absurde et très-absurde?

« Il se plaint de l'esprit de notre époque qui repousse les théories... Non, il n'est pas exact de dire qu'on les repousse systématiquement... Les innovations, on les aime aujourd'hui comme on les a toujours aimées. Mais, si l'homme a un penchant invincible pour le mensonge, il est encore des limites qu'il ne franchit pas, et l'homœopathie est au delà de ces limites...

« Nous ne croyons pas qu'il soit nécessaire de nous arrêter plus longtemps aux arguments que M. Tessier a jugé à propos

(1) Notons en passant que M. Valleix considère les miasmes et les virus comme des *êtres concrets*, et, partant, comme mensurables et divisibles. D'une qualité, d'une propriété spéciale à certains produits morbides ou à des agents naturels, il fait une substance. L'hypothèse ne lui inspire pas une répugnance aussi absolue qu'il veut bien le dire, surtout quand il la prend à son service. Plus loin, elle va faire les principaux frais de sa critique.

de nous donner pour nous prouver, *à priori*, que la méthode de Hahnemann n'est pas absurde. Des arguments! des raisonnements! qui est-ce qui n'en a pas à son service? Est-ce que les astrologues, les sorciers et les nécromanciens n'en avaient pas? etc. Tous ces discours nous touchent donc très-peu, et il faut aller au fait. Si l'expérience prouve que l'homœopathie réussit, vous n'avez pas besoin de vous donner tant de mal pour chercher à nous démontrer que la méthode n'est point absurde. Elle réussit, il suffit. Si elle ne réussit pas, à quoi servent tous les raisonnements? — Pressés que nous sommes d'arriver à la partie clinique de l'ouvrage, nous n'insisterons pas davantage sur ces préliminaires de médiocre intérêt. »

C'est là toute l'argumentation de M. Valleix dans son élévation, sa rigueur et sa puissance. Que le lecteur juge maintenant et compare.

On conviendra qu'il faut s'armer d'un grand courage pour que la plume ne tombe pas des mains à transcrire des *facéties* pareilles, et qu'elle ne les frappe pas du seul nom qui leur convienne. Et c'est un homme sensé, un esprit sérieux, un *observateur* soi-disant *consciencieux* et *méthodique*, qui a pu s'oublier au point de descendre si bas dans son rôle de critique!

N'insistons pas plus longtemps sur *ces préliminaires de médiocre intérêt*. D'un côté, nous avons vu un appel à la discussion calme et loyale; de l'autre une réponse de faux-fuyants; ici une exposition large, élevée, réfléchie; là une critique altérée d'expédients et de graves puérilités. L'un discute et proclame dignement ce qu'il croit être la vérité; l'autre déclame, injurie et bafoue.

Qu'y a-t-il d'étonnant? M. Valleix ne croit pas à la raison humaine! Ne vous l'a-t-il pas dit : « Des arguments! des raisonnements! eh! qui donc n'en a pas à son service? » Donc anathème à la raison! C'est l'arme des magnétiseurs, des nécromanciens et des sorciers! Comment voulez-vous qu'il se compromette à faire usage de pareils instruments? Des fins de non-recevoir, des assertions gratuites, quelques méchantes épigrammes, ah! parlez-nous de cela! c'est là la vraie logique et la vraie science! Avec cela vous lui parlez théorie et doctrine, il vous répond : rêverie et absurdité! Vous lui parlez observations, faits cliniques, expérience, il vous répond : mes faits, mon expérience, mon observation! à la bonne heure! mais les vôtres! erreurs, absurdités! — Mais n'anticipons pas sur la discussion ultérieure, et concluons sur cette première question.

De l'examen comparatif des thèses opposées de MM. Tessier et Valleix, il résulte clairement : 1° que, jusqu'à preuve du contraire, M. Tessier a péremptoirement démontré la non-absurdité, *à priori*, de la doctrine de Hahnemann ; 2° que M. Valleix, sans examen, sans raisons et sans preuves, persiste à la déclarer absurde et indigne d'occuper un instant l'attention d'un esprit sérieux.

Pour arriver à ces conclusions, il n'a fallu ni se perdre dans les abstractions, ni se hérisser de syllogismes, deux choses qui inspirent un si profond dégoût à M. Valleix; il a suffi de constater et de comparer. Nous n'avons pu, cependant, nous empêcher entièrement de raisonner, au risque d'être mis par M. Valleix au rang des astrologues et des sorciers. On conviendra pourtant qu'il n'est pas besoin d'être réputé l'un ou l'autre pour lui signaler la cause réelle de son impuissance et le mobile de sa conduite; c'est que, placé systématiquement sous le point de vue exclusif de ses croyances scientifiques, il a pris ces croyances pour terme unique de comparaison ; et il a eu besoin de nier ce qu'il ignorait, parce que cela troublait l'ordre établi de ses idées.

Donc M. Valleix ne sait rien et ne veut rien savoir de la doctrine de Hahnemann. Mais si, au lieu de tant la dédaigner, il s'était donné la peine de l'étudier un peu, sans l'adopter peut-être, il en eût parlé tout autrement ; sa critique, du moins, y eût tout gagné, au lieu d'y tout perdre. Il n'a donc parfaitement prouvé qu'une chose, c'est qu'il *croit croire* que l'homœopathie est absurde, étant certain pourtant au fond *qu'il n'en sait rien, et qu'il n'a le droit d'en rien dire.*

§ II.

Résultats cliniques de l'application de l'homœopathie au traitement de la pneumonie par M. Tessier. — Critique de M. Valleix ; énoncé de sa thèse.

Pour réfuter une doctrine, le premier devoir d'un critique, c'est de la posséder à fond. Pour avoir droit de la rejeter comme absurde, la première condition, c'est au moins d'avoir signalé ce qui, dans ses principes ou sa méthode, répugne irrésistiblement à la raison humaine. M. Valleix, ignorant de tout point et méprisant *à priori* celle de Hahnemann, n'a pu porter sur sa valeur qu'une condamnation gratuite. Envers et contre cette proscription sans motif, elle demeure donc parfaitement intacte au sein de sa formule théorique, et la logique médicale, loin de la déclarer un long tissu de rêveries et d'illusions, l'accepte et la proclame digne d'égards et d'examen.

Mais, dans toute science qui, comme la médecine, est en même temps, par sa constitution et sa nature, un art, une pratique, une réalisation, ce n'est pas tout qu'une réforme soit démontrée théoriquement légitime et possible. Reléguée dans le domaine pur de la spéculation, si conforme à la raison qu'elle puisse y paraître, toute vérité y demeurerait éternellement un idéal plus ou moins brillant et hardi ; mais enfin ce ne serait toujours qu'une abstraction sans portée, une spéculation sans importance, si elle ne pouvait pas descendre de cette région de la théorie sur le terrain de l'application pratique. Pour être médicale, il faut qu'à l'expérience elle donne des résultats précis, qu'à la pratique elle se montre efficace et utile ; il faut que, selon le mot de Bacon, elle porte ses fruits, qu'elle réalise un progrès, qu'elle enrichisse l'art d'une découverte importante comme elle a ouvert à la science pure une voie nouvelle. En médecine, ces deux caractères de la verité sont indissolubles; ils y sont corrélatifs, complémentaires l'un de l'autre, et se donnent mutuellement leur signification et leur valeur.

Or, la réforme thérapeutique de Hahnemann, conforme à la raison en théorie, est-elle vraie en pratique? Mise au contact des faits, fournit-elle des résultats? Vérifiée par l'expérience, appliquée au lit du malade, est-elle utile, est-elle efficace? Tel est le problème le plus important à résoudre, et dont la solution est la plus décisive pour la détermination de la valeur thérapeutique de la nouvelle doctrine.

Fort de son droit et de son courage, et malgré les petites tempêtes que la passion souleva, dit-il, autour de lui, M. Tessier s'est livré publiquement à ces recherches cliniques; et c'est leur résultat authentique, précis, vérifiable dans deux maladies sérieuses, qu'il expose au public dans son livre.

Il a choisi tout d'abord une maladie à caractères tranchés, à marche connue, d'un diagnostic facile et d'une gravité sanctionnée par toute la tradition médicale et l'expérience universelle de tous les cliniciens; nous voulons dire la pneumonie. C'était, comme on le voit, se placer hardiment sur un terrain propre à asseoir un jugement régulier; c'était soumettre l'homœopathie à une épreuve décisive. Depuis trois ans, M. Tessier n'a traité toutes les pneumonies reçues dans son service que par des doses infinitésimales; et le résultat général de cette vérification, c'est que toutes celles qui sont entrées avant la suppuration du poumon, ont été guéries. Le livre que nous analysons et qui contient le procès-verbal de ces premières recherches, renferme 41 observations, dont 38 guérisons et 3 morts. Deux de ces dernières sont entrées à l'agonie de la suppuration, et doivent, par conséquent, demeurer en dehors d'une discussion consciencieuse. Quant à la troisième, elle n'a pas été exclusivement traitée par la méthode de Hahnemann. Elles seront plus loin l'objet de considérations particulières.

Au reste, en publiant les premiers résultats de cette vérification expérimentale dont les recherches ultérieures ont donné la confirmation constante, M. Tessier observe qu'il n'a voulu prouver qu'une chose, à savoir : que les médicaments homœopathiques exercent une action manifeste sur les symptômes, la marche et la terminaison de la pneumonie. Pour cela, il s'est borné au simple rôle d'historien. Sans analyse détaillée, sans études cliniques proprement dites, il a exposé les faits tels que les ont recueillis ses internes, et a laissé ces faits seuls parler à l'intelligence et à l'appréciation du lecteur. Or, après avoir lu sans prévention, sans parti pris, cette série d'observations, nul médecin consciencieux ne pourra s'empêcher d'adhérer à cette conclusion générale de l'auteur. Si, par l'expérimentation clinique, la méthode de Hahnemann fournit de si heureux résultats dans le traitement de la pneumonie; au lieu de la proscrire arbitrairement, en vertu d'une prétendue *science infuse*, c'est un devoir pour les médecins de l'étudier sérieusement, et de la soumettre au seul et légitime critérium de la vérité en médecine, aux recherches cliniques et à l'expérimentation.

Telle est la seule conséquence que M. Tessier ait cru pouvoir déduire de ses recherches. Par un sentiment de prudente réserve, il s'est refusé à juger d'une manière absolue la valeur de la méthode de Hahnemann, même sur le terrain de la pneumonie, où les données lui ont paru si nettes et si précises. Son but unique a été « de convaincre ses confrères de la nécessité de ne point condamner la réforme de Hahnemann *à priori*... et de provoquer des recherches cliniques sur sa portée et sa valeur... »

Nous avons laissé M. Valleix à bout de déclamations à la fin de la discussion sur la doctrine, jetant l'anathème à la logique et à la raison, parce qu'il ne pouvait en obtenir même un prétexte à sa proscription de la théorie pure de Hahnemann. « Des arguments! des raisonnements! tout cela, disait-il, tout cela nous touche très-peu. Si l'expérience prouve que l'homœopathie réussit, vous n'avez pas besoin de vous donner tant de mal pour chercher à nous démontrer que la méthode n'est pas absurde. Si elle réussit, il suffit. Si elle ne réussit pas, à quoi servent tous les raisonnements? » Donc pas de raisonnement; des faits; c'est le seul critérium infaillible de la vérité; ce sont les seules preuves admissibles.

Viennent donc les faits de M. Tessier réclamés avec tant d'impatience. « Voilà sans doute en masse, dit M. Valleix, un résultat heureux ; mais ce n'est qu'après avoir *étudié* les détails qu'on peut se prononcer avec quelque certitude. Et d'abord *discutons* le diagnostic, etc... Pour la solution des questions thérapeutiques, il faut nécessairement s'en rapporter *à l'étude* attentive des faits particuliers... »

Comprenne qui pourra cette distinction radicale entre le raisonnement qui touche *fort peu* M. Valleix d'une part, et de l'autre cet appel et cette invocation absolue à *l'étude attentive* des faits ! Serait-ce que dans cette école des staticiens où l'on répète sans cesse et où l'on fait sonner si haut les mots ronflants de *méthode exacte, de faits, d'observation rigoureuse*, on n'aurait pas une idée bien *exacte* de ce que sont *la méthode, l'observation, les faits?* A n'en juger que par les procédés de M. Valleix, on serait porté à le soupçonner peut-être. Mais passons. Ce serait une tâche au-dessus de nos forces et une digression que d'aborder cette question de la méthode et de l'expérience en médecine.

Sur le terrain des faits, M. Valleix n'est plus dans ce monde inconnu et fantastique des doctrines dont il a vaguement entendu parler et dont il ne daigne pas s'occuper. Ici, il peut compter, peser, mesurer et étudier un peu. Étudions donc et discutons désormais, sans plus nous souvenir de son innocente sortie contre la raison humaine.

Or, ainsi étudiés, examinés et discutés par M. Valleix, les faits cliniques de pneumonie ne lui paraissent rien prouver en faveur de la réalité d'action du traitement auquel les malades ont été soumis. Les malades ont guéri, c'est vrai; les observations sont légitimes pour la plupart, il en convient encore. Mais, s'il ont guéri, le traitement n'est pour rien dans cette heureuse terminaison : *La pneumonie abandonnée à elle-même, dans l'immense majorité des cas, se termine, en vertu de sa tendance naturelle, par une prompte guérison.* S'ils ont guéri, c'est que, dans tous les cas observés et cités par M. Tessier, la maladie était *sans gravité réelle :* « Tout médecin qui a l'habitude des malades verra au premier coup d'œil que ce sont des pneumonies qui devaient nécessairement guérir. » L'argumentation de M. Valleix est là dans ces deux propositions. Toutes les preuves, toutes les considérations qu'il invoque, toutes *les études* auxquelles il s'est livré, se réduisent et se résument dans ces deux points : guérison naturelle de la pneumonie ; bénignité des cas cités dans la brochure de M. Tessier.

Nous allons donc examiner ces deux propositions en discutant un à un tous les arguments sur lesquels il a prétendu les établir. Nous ne suivrons pas strictement l'ordre de sa polémique. La marche de son argumentation est saccadée, entortillée, confuse ; et l'on dirait, en le lisant, que, convaincu de la faiblesse de sa thèse, il a voulu suppléer à la force et à la clarté de ses preuves par le désordre et le pêle-mêle suivant lesquels il a tout présenté. Il voudra bien sans doute nous permettre de rétablir l'ordre et la précision dans sa critique, d'imprimer à sa thèse une forme, de lui donner un corps logique ; deux choses dont il l'a privée au grand détriment de la clarté et de la méthode indispensables en toute discussion. Après l'avoir réduite, comme nous l'avons fait, à ses deux points fondamentaux, nous allons distribuer ses arguments suivant leur ordre hiérarchique et dans un enchaînement régulier. La controverse en deviendra plus lumineuse, et les conclusions, quelles qu'elles soient, s'en déduiront avec plus de netteté.

§ III.

Thèse de M. Valleix. — Première proposition : Les cas de pneumonie cités par M. Tessier sont de forme bénigne. — Erreur matérielle de cette assertion.

« Il faut remarquer d'abord, a dit M. Valleix, que, dans la très-grande majorité des cas observés par M Tessier, la maladie n'avait pas de gravité réelle. Tout médecin qui a l'habitude des malades verra au premier coup d'œil que c'étaient des pneumonies qui devaient nécessairement guérir. »

Cette remarque du critique est en effet d'une assez grande importance pour qu'il l'ait mise en avant tout d'abord. Cette assertion, si elle était vraie, jugerait d'emblée toute la question. Il suffisait de la prouver, et tout le travail de son collègue eût croulé par sa base. Mais cette affirmation n'est, sous la plume de M. Valleix, qu'une de ces manières poétiques de parler, à l'usage des lecteurs de l'*Union médicale*. Il a cru que personne n'oserait le contredire de peur de passer pour n'avoir pas l'habitude des malades ; il a cru que, dans une mauvaise cause, il suffit de payer d'audace pour paraître avoir raison. Malheureusement, les témérités de M. Valleix dépassent toutes les bornes. Cette assertion étant la clef de voûte de tout son édifice, il aurait dû au moins, ne fût-ce que par respect pour lui-même, donner quelques raisons, bonnes ou mauvaises, à l'appui. Mais du tout. Après cet énoncé, M Valleix dit : *cela posé*... et il passe outre le plus tranquillement du monde.

Heureux les esprits sévères ! Cette manière de procéder est sans doute inhérente au *procédé numérique*.

Nous avons donc à rétablir la vérité et à montrer que les pneumonies traitées par M. Tessier étaient d'une *gravité réelle*. Pour cela, nous allons dresser sous les yeux de tous ceux qui ont l'*habitude du malade* le tableau suivant, où se trouvent indiqués les caractères principaux de toutes les observations.

N° DES OBSERVATIONS.	AGE DES MALADES.	SIÉGE ET ÉTENDUE DE LA PNEUMONIE.	POULS.	OPPRESSION ET DYSPNÉE.	POINT DE COTÉ.	CRACHATS.	DATE DE L'ENTRÉE des MALADES.	DÉBUT de la MALADIE.	COMMENCEMENT DU TRAITEMENT.	AMÉLIORATION.	GUÉRISON.	DURÉE TOTALE de la MALADIE.	OBSERVATIONS.
1	23 ans	De la base au sommet du poumon g.	A 120, mou.	Marquée.	A gauche.	Visqueux, rouillés abondants.	nov. 1847.	17 nov.	20 nov.	24 nov.	29 nov.	12 jours.	
2	56 —	Les deux poumons.	—130.	Très-forte.	....	Visqueux, rouil	déc. —	25 nov.	1er déc.	6 déc.	10 déc.	14 —	
3	28 —	Poumon gauche 2/3 inf.	—124, plein et mou	Très-forte.	A gauche.	Visq., adhérents, rouillés.	déc. —	28 nov.	1er déc.	4 déc.	14 déc.	15 —	
4	36 —	2/3 sup. du poumon droit.	—100, mou.	Médiocre.	?...........	Epais, visqueux, rouillés.	déc. —	7 déc.	15 déc.	17 déc.	27 déc.	19 —	
5	14 —	Les deux p., surtout le gauche.	—120.	....	....	Rouillés.	déc. —	21 déc.	22 déc.	25 déc.	30 déc.	9 —	
6	18 —	Tout le poumon g.	—110, mou.	Assez forte.	A gauche.	Rouillés.	déc. —	18 déc.	22 déc.	24 déc.	27 déc.	8 —	
7	18 —	Tout le poum. droit.	*Très-fréq.*; le 12, encore à 124.	Forte.	....	Visqueux, jus de pruneaux.	janv. 1848.	6 janv.	11 janv.	13 janv.	20 janv.	14 —	
8	53 —	Poumon g. 2/3 sup	A 84, large.	Très-marq	Très-vif.	Rouillés, séreux	janv. —	17 janv.	24 janv.	27 janv.	6 fév.	18 —	
9	59 —	Base du poumon g.	—116, dur, serré.	Intense.	A gauche.	Rouillés, séreux	janv. —	24 janv.	25 janv.	27 janv.	31 janv.	6 —	Ce malade avait une affection du cœur, le pouls, intermittent avant et après la pneumonie, a cessé de l'être pend. sa durée. Métastase sur le cerveau.
10	40 —	Sommet du poum. g.	—112, fort, plein.	Marquée.	Très-douloureux.	Rouillés, séreux fortem. adhér.	janv. —	27 janv.	29 janv.	4 fév.	5 fév.	8 —	
11	64 —	Tout le p. gauche.	—104, large, mou.	Assez forte.	Douloureux.	Rouillés, diffluents	janv. —	21 janv.	29 janv.	1er fév.	....	....	Ce malade a succombé à une phthisie aiguë, dont la pneumonie était le début.
12	67 —	Poumon gauche en entier.	—112, développé.	Assez forte.	Gêne seulement.	Visq., adhér., jaune safran.	....	6 fév.	6 fév.	9 fév.	21 fév.	20 —	
13	47 —	Tout le p. droit.	—120, vite, serré.	Marquée.	Très-douloureux.	Sanguinolents.	février —	4 fév.	7 fév.	10 fév.	20 fév.	15 —	
14	55 —	Poumon droit, 2/3 sup.	—100, fort, développé.	Marquée.	Très-douloureux.	Visq., sanglants.	fév. —	10 fév.	15 fév.	17 fév.	20 fév.	11 —	
15	48 —	2/3 inf. du p. droit.	—120, dur, serré.	Forte.	Fixe, au niv. du sein droit.	Très-visq., sanglants.	mars —	19 mars.	20 mars.	22 mars.	27 mars.	7 —	
16	33 —	Sommet du p. droit.	—116, large, plein.	Faible.	Douleur gravative.	Visqueux, opaques safranés.	avril —	4 avril.	8 avril.	10 avril.	12 avril.	8 —	
17	32 —	Les deux poumons.	—112, dépressible.	Forte.	A l'hypocondre gauche,	Sanglants.	avril —	28 avril.	29 avril.	2 mai.	4 mai.	5 —	
18	29 —	Sommet du poum. g.	—120, plein, large.	Médiocre.	Pendant la toux.	Visq., sanglants.	mai —	14 mai.	16 mai.	19 mai.	21 mai.	7 —	
19	65 —	Poumon droit, 2/3 inf.	—120, vite, mou.	Très-forte.	Peu marqué.	Visqueux, rouge brique.	juillet —	4 juill.	7 juill.	10 juill.	12 juill.	8 —	
20	35 —	Poumon gauche, milieu.	—116, large, mou.	Peu marquée	Très-douloureux.	Sér., striés de sang	août —	29 août.	30 août.	5 sept.	7 sept.	9 —	
21	54 —	Les deux poumons.	—100, petit, serré.	Forte.	Doul. constrict. à la base du thorax.	Visqueux, rouillés adhérents.	juill. —	4 juill.	10 juill.	12 juill.	20 juill.	15 —	
22	35 —	Poumon droit, 2/3 sup.	—124, petit.	Forte.	Peu prononcé.	Visqueux, rouillés adhérents.	juill. —	4 juill.	11 juill.	13 juill.	15 juill.	11 —	
23	26 —	Poumon gauche, en entier.	—120, large.	Marquée.	Fixe au sein gauche.	Diffluents, rouge verdâtre.	juill. —	11 juill.	14 juill.	16 juill.	19 juill.	8 —	
24	42 —	Tout le poum. droit.	—120, vite, dur.	Dyspnée.	Constr. à la base du thorax.	Aérés, striés de sang.	sept. —	16 sept.	18 sept.	21-24 sep.	26 sept.	10 —	
25	36 —	Tout le poum. droit.	—120, fort, développé.	Peu prononcée.	Au sein droit, aug. par la pression.	Séreux, striés de sang.	sept. —	28 sept.	28 sept.	1er oct.	7 oct.	9 —	
26	43 —	Poumon gauche, milieu.	—100, peu fort.	Dyspnée.	Const. à la base, à gauche.	Très-visq., rouillés	sept. —	21 sept.	23 sept.	25 sept.	27 sept.	6 —	
27	69 —	Les deux poumons.	—104, mou.	Forte.	Au niveau du sternum.	Toux sèche.	oct. —	13 oct.	14 oct.	16 oct.	18 oct.	5 —	
28	44 —	Sommet du p. droit.	*Fréquent.*	Peu marquée	A droite, à la base.	Visq., adhér., jaunes, bruns.	oct. —	15 oct.	19 oct.	21 oct.	23 oct.	10 —	
29	46 —	2/3 inf. du poumon gauche.	A 93—116, résistant.	Intense.	Augmente par la pression.	....	oct. —	24 oct.	26 déc.	28 oct.	31 oct.	9 —	
30	60 —	Poumon droit, en entier.	—120, plein, dur.	Médiocre.	Vif, à droite.	Jus de pruneaux.	....	18 nov.	20 nov.	24 nov.	30 nov.	11 —	
31	55 —	Poumon droit, 3/4 sup.	—104.	Dyspnée intense.	Intense à droite.	Opaque, visqueux sanguinolents.	déc. —	3 déc.	10 déc.	15 déc.	18 déc.	15 —	
32	72 —	Tout le poum. droit.	—92, petit.	Forte.	Très-douloureux.	Sanguinolents.	déc. —	24 déc.	31 déc.	5 janv.	12-20 jan.	....	
33	70 —	Poumon gauche en entier.	*Fréquent.*	Dyspnée.	Très-douloureux.	Visq., sucre d'orge	janv. 1849.	24 janv.	29 janv.	31 janv.	3 fév.	10 —	
34	25 —	Poumon droit en entier.	A 120, large, mou.	....	Très-douloureux.	Visqueux, abricot	avril —	20 avril.	24 avril.	28 avril.	3 mai.	12 —	
35	59 —	Poumon droit en entier.	—96, large, mou.	Dyspnée.	Marqué.	Visqueux, teints de sang.	juillet —	5 juill.	10 juill.	13 juill.	30 juill.	25 —	Ce malade est mort le 24 août d'une autre maladie. Il n'y avait aucune trace de la pneumonie.
36	27 —	Tout le poum. droit.	—96, large, mou.	Marquée.	Vif.	Visqueux, rouillés	juillet —	10 juill.	14 juill.	17 juill.	22 juill.	12 —	
37	36 —	2/3 inf du poumon gauche.	—110, large, mou.	Dyspnée.	Très-douloureux.	Visqueux, sucre d'orge.	août —	17 août.	21 août.	23 août.	25 août.	8 —	
38	43 —	Poumon gauche, en avant.	—110, large, mou.	Dyspnée.	Diffus.	Visqueux, teints de sang.	sept. —	5 sept.	6 sept.	10 sept.	14 sept.	9 —	Cause traumatique.

Dans ce tableau nous n'avons donc signalé que les traits cardinaux de l'histoire de la pneumonie, ceux qui par leur existence simultanée ou successive fondent le diagnostic certain de cette maladie, ceux dont le degré d'intensité est la base du pronostic. Or, *au premier coup d'œil, tout médecin qui a l'habitude des malades verra que ce sont des pneumonies qui, dans la majorité des cas, ne devaient pas nécessairement guérir*. Encore une fois, M. Valleix a émis une opinion contraire, mais sans la moindre justification. Pour nous, il nous a paru plus loyal et plus rigoureux de dresser cette esquisse sous les yeux du lecteur, et d'opposer ainsi des preuves à son assertion, des faits à sa manière de sentir.

Le pronostic de la pneumonie s'établit principalement sur l'âge des malades et leur constitution, sur l'étendue de la lésion pulmonaire, sur les degrés de la dyspnée, le caractère des crachats, enfin sur le mouvement fébrile, dont l'accélération du pouls est un des premiers caractères. La plupart des autres signes de cette maladie sont ordinairement en rapport avec ceux-là, et suivent, règle générale, leur variation de degré ou de forme, d'intensité ou de durée On peut donc, d'après l'ensemble des symptômes constitutifs notés dans le tableau, juger avec certitude de la plupart des autres, et par conséquent de la bénignité ou de la gravité de la maladie tout entière.

Au point de vue de l'âge, nous comptons : de 15 à 30 ans, 9 malades; de 30 à 40, 11; de 40 à 70 et au-dessus, 18. L'âge moyen des 41 malades est de 40 ans ; l'âge moyen de 31 d'entre eux est de 50 ans. Or, si la mortalité est d'autant plus considérable, si l'affection est d'autant plus grave que l'âge est plus avancé, il est évident que, sous ce dernier rapport, la grande majorité des individus se trouvent dans les conditions les plus défavorables, c'est-à-dire que les trois quarts de ces pneumonies appartiennent à la catégorie des cas graves. Donc, sous ce premier rapport, M. Valleix, qui a établi tout récemment dans le *Bulletin de thérapeutique* la progression de la mortalité suivant les âges, ne peut croire à son assertion : « Dans la majorité des cas, la maladie n'avait pas de gravité réelle. »

Le pouls, dans 18 cas, a présenté de 116 à 120 pulsations et au-dessus ; dans 15 cas, de 100 à 116. Dans les autres cas, les plus rares, de 90 à 100.

Dans presque toutes les observations, l'oppression est signalée comme intense ; dans quelques-unes la respiration est non-seulement accélérée, mais encore entrecoupée, intermittente. Le point de côté y est variable, de la douleur la plus vive à une simple gêne thoracique.

Les crachats caractéristiques existent dans tous les cas, à l'exception de deux, dont l'un appartient à M. Valleix. Partout ils sont rouillés, visqueux, plus ou moins abondants, avec des variations de densité et de couleur qui impriment à l'inflammation un caractère de gravité plus ou moins prononcée.

Enfin, pour la lésion des poumons, dans cinq cas les deux poumons sont affectés ensemble ou successivement, c'est-à-dire que l'on compte cinq pneumonies doubles. Dans les autres, c'est tantôt un des deux poumons tout entier qui est enflammé, tantôt la moitié ou les deux tiers qui sont envahis.

Ainsi, âge avancé des malades, oppression considérable, mouvement fébrile intense, grande fréquence du pouls, caractères de l'expectoration, étendue des lésions anatomiques, voilà tout ce qui prédomine dans cet ensemble d'observations.

Un tableau de ce genre, nous le savons, est une pièce fort incomplète ; et, pour juger sainement du plus ou moins de gravité de toutes ces pneumonies, il est indispensable à chacun d'en lire et d'en analyser les observations. Tel qu'il est pourtant, il suffit, ce nous semble, pour répondre péremptoirement à l'assertion de M. Valleix et pour démontrer l'erreur matérielle qu'elle affirme.

Passons maintenant à une objection complémentaire, dans l'esprit de M. Valleix, de cette dépréciation de la gravité des cas.

§ IV.

Élimination de quatre observations, comme n'étant pas des faits de pneumonie d'après M. Valleix. — Citation et examen de ces quatre cas. — Erreurs de diagnostic évidentes de la part du critique.

Après cette fausse allégation de la bénignité générale des cas de pneumonie, M. Valleix, toujours pour amoindrir la valeur intrinsèque des observations, se met à contester le diagnostic de quatre d'entre elles. Ce sont les numéros 2, 5, 21, 27. Ces observations, d'après lui, manquent de détails nécessaires à la conviction du lecteur ; elles ne peuvent être comptées pour des pneumonies et doivent être éliminées du résultat général.

Son entrée en discussion est marquée par la proposition préliminaire suivante : « Cette discussion me paraît légitime... puisque tel ensemble de signes qui caractérise une affection pour un médecin peut être très-peu caractéristique pour un autre. Chacun doit donc sur ce point dire librement son opinion. »

Libre à vous, M. Valleix, d'exprimer votre opinion sur ce point avec la plus entière liberté ; mais libre à nous aussi de vous signaler dans l'expression de ce considérant la plus monstrueuse hérésie médicale qui soit jamais tombée de la plume d'un auteur ou d'un critique. Si tel ensemble de symptômes représente une maladie pour celui-ci, une autre pour celui-là, qu'est-ce que la semeiotique ? qu'est-ce que la nosographie? et par conséquent qu'est la thérapeutique qui les suppose? De l'arbitraire, du caprice et de la fantaisie, c'est-à-dire rien. Si tel ensemble de symptômes déterminés peut exprimer indifféremment, par exemple, une bronchite ou une pneumonie, une dyssenterie ou une diarrhée, un croup ou une coqueluche, il n'y a plus de maladies distinctes, plus de diagnostic, plus de médecine ; et nous ne comprenons pas pourquoi vous-même vous allez chercher la non-existence de la pneumonie dans ces quatre observations. Vous êtes auteur d'un traité de médecine ; pourquoi avez-vous donc décrit des maladies distinctes, et pourquoi vous êtes-vous donné tant de peine et pris un si grand soin de tracer partout des tableaux de diagnostic différentiel? C'est qu'il y autant d'espèces morbides radicalement distinctes, que l'observation fait constater de concours définis de symptômes constants ; c'est que là où ce concours se présente, il n'est permis à personne de lui donner une signification arbitraire et détournée de sa valeur réelle ; c'est que là où les signes de la pneumonie se rencontrent, nul n'a le droit d'affirmer une phthisie ou un rhume.

En écrivant ces deux lignes, soit par irréflexion, soit comme une précaution oratoire ou une insinuation calculée contre le manque de rigueur de M. Tessier, M. Valleix ne s'est pas aperçu qu'il ouvrait la porte à l'arbitraire dans la science, et que d'un trait de plume il biffait toute la médecine. Heureusement que, par une inconséquence qui fait honneur à son esprit, il ne tient lui-même aucun compte de ce faux principe, et qu'il discute en médecin qui croit à la différence essentielle des maladies exprimée par celle des symptômes, et au rapport nécessaire de cause à effet, de substance à phénomène, qui les lie les uns aux autres.

Donc, il attaque ces observations parce qu'il n'y trouve pas les caractères complets propres à établir l'existence de l'inflammation pulmonaire.

Voici la première de ces observations, que M. Valleix a tronquée en la citant :

Deuxième Observation. — *Gripe de 1847. — Pneumonie intercurrente. — Bronchite avant l'invasion de la pneumonie.*

Joseph Lami, 56 ans, journalier, entré le 1er décembre 1847, salle St-Benjamin, 55.

Le 24 novembre, le malade, après avoir porté une lourde charge et sué beaucoup, s'est exposé au froid. Le lendemain il a été pris de malaise sans frissons. Il toussait beaucoup et crachait abondamment ; il s'est mis au lit et s'y est tenu chaudement; il a bu beaucoup de cidre et a essayé de manger; après le repas, il a tout vomi. Point de dévoiement.

Vendredi ou samedi (26 ou 27), il a été pris d'une oppression plus marquée, d'une grande gêne de la respiration. Ses crachats n'étaient pas rutilants, ni rouillés. Pas de céphalalgie; fièvre très-forte.

Le 1er décembre, le malade présente : pouls, 130 ; gêne de la respiration et oppression très-forte. — Stomatite assez marquée; langue rouge au bord, blanchâtre inégalement au-dessus ; constipation depuis dimanche ; pas de vomissements ni de nausées. — La respiration est un peu stertoreuse ; à l'auscultation, râle sous-crépitant à la base du poumon droit. Toux fréquente et pénible; crachats un peu *rouillés*, *visqueux*. — *Ip. Bryone*, 6.

2 décembre. Râle toujours sous-crépitant à la base du poumon droit et dans l'aisselle. Oppression très-grande. Stomatite plus intense; constipation. — *Ip. phosphore*, 12.

3 décembre. Pouls à 128. Pas de céphalalgie. Teinte ictérique. Persistance de la stomatite; dyspnée; respiration stertoreuse; toux par quintes et pénible; crachats blancs et spumeux, *non rouillés*. Plus de râle sous-crépitant; souffle au sommet de la poitrine; absence de murmure vésiculaire dans le reste du poumon droit. Râle et engouement à gauche et en bas. — *Ip. Bryone*, 15. Le malade a un peu de délire.

4 décembre. Un peu de mieux. Pouls 105, plus mou qu'il n'était. Un peu de râle au sommet de l'omoplate droite; ronchus imitant le bruit de frottement à gauche. Un peu de délire persiste. *Ip. Bryone.*

5 décembre. Pouls, 105 Les idées ne sont pas encore très-nettes. L'oppression est assez grande; le malade ne crache pas autant qu'il en sent le besoin; du reste, pas de bruit de souffle à droite : la résolution marche de haut en bas de ce côté. A gauche, un peu de râle sous-crépitant, fin et un peu de souffle; expectoration assez bonne. — *Ip. Bellad.* 6, et *Sulph.* 18.

6 décembre. Pouls 105. A droite, résolution. A gauche, souffle au niveau de l'omoplate. — *Ip. Bryone*, 12.

7 décembre. Pouls moins fréquent, 95. Peau moite, moins chaude. La stomatite persiste. — *Ip. Bryone*, 12 ; un peu de lait coupé (1).

8 décembre. Pouls, 80 puls. Râle de retour à gauche. — *Ip. Bryone*, 12.

10 décembre. Pouls, 70. Poitrine en pleine résolution. — Appétit, etc., etc.

Les jours suivants, guérison parfaite.

M. Valleix conteste l'existence de la pneumonie dans ce cas, et n'y veut voir qu'une bronchite capillaire. Les motifs qu'il invoque sont : l'absence de percussion et de point de côté ; la mobilité du râle sous-crépitant ; la mention, *une seule fois*, du souffle et des crachats rouillés ; enfin, la possibilité de rendre compte de l'intensité de la dyspnée, de la fièvre et des autres symptômes généraux, par l'étendue de la bronchite supposée et de *la stomatite.*

Pour nous, nous adhérons pleinement à l'avis de M. Tessier, et nous affirmons qu'il y a là un bel exemple de grippe compliquée d'inflammation du parenchyme pulmonaire, et par conséquent une pneumonie symptomatique très-grave. C'est une bronchite capillaire au début qui dure seule quelques jours ; puis, consécutivement à la phlegmasie des bronches, survient celle des poumons. Celle-ci est marquée par l'aggravation subite des symptômes, l'apparition du râle sous-crépitant dans ce point déterminé d'abord, la base du poumon droit, et l'expectoration de crachats *rouillés;* puis, l'inflammation gagnant de proche en proche le même poumon, le surlendemain on la perçoit localisée par le souffle au sommet de l'organe, en même temps que le râle l'indique se développant aussi au poumon gauche, où jusqu'ici rien ne l'avait annoncée ; puis encore, on la suit s'éteignant graduellement et d'abord à droite, où le bruit du souffle disparaît, tandis qu'elle atteint un plus haut degré à gauche où le même bruit de souffle est apparu. Enfin, dans ce dernier point aussi, on perçoit bientôt le râle de retour ; et, avec la chute des autres phénomènes,

(1) 5 P. veut dire julep.

le malade entre en convalescence pour aboutir à une guérison complète.

Telle est la marche qu'a suivie la phlegmasie pulmonaire intercurrente selon les signes abrégés de cette observation. Ces signes, il est vrai, ne sont que les crachats rouillés les deux premiers jours, et ensuite, d'une manière continue et successive, les râles et le souffle tubaire. On n'y parle ni du point de côté, ni de dyspnée, ni de matité, c'est vrai. A cela on peut dire que l'observation manque de détails ; mais l'absence réelle ou l'oubli de notation de ces caractères par l'interne qui a recueilli l'observation enlève-t-il la moindre valeur séméiotique aux crachats, au souffle et au râle sous-crépitant ? Si ces symptômes n'expriment pas l'inflammation graduelle et successive des deux poumons, que M. Valleix veuille bien nous dire ce qu'ils signifient. Jusqu'ici nous avions l'illusion de croire avec tout le monde, avec et par M. Valleix lui même, que, joints au mouvement fébrile et à la toux, ils exprimaient la pneumonie et rien que la pneumonie. Il paraît maintenant que, depuis qu'il s'est agi de combattre l'action de ces nouveaux agents, toutes ces vérités séméiotiques ont changé, et que les crachats rouillés et le souffle appartiennent à la bronchite capillaire. Pour nous, avant de l'admettre, nous désirons que M. Valleix se mette d'accord avec tout le monde, et surtout que le critique s'arrange avec l'auteur, et nous le renvoyons, en attendant, aux pages 524 et suivantes de son *Guide du médecin pratique*, 2e édit., t. I, Paris 1850 ; nous le renvoyons surtout à l'article *Pneumonie catharrale* du livre élémentaire de son collègue et ami M. Grisolle, dont il invoque l'autorité comme suprême, et nous y lirons ensemble (page 532, t. I, 2e édition) :

«... Cette pneumonie (la catarrhale, mamelonnée) est toujours consécutive à une phlegmasie des bronches, surtout à la bronchite capillaire. La période catarrhale dure plusieurs jours ou plusieurs semaines ; puis les symptômes s'aggravent tout d'un coup, la fièvre redouble, ainsi que l'oppression ; les râles sibilants et sous-crépitants sont plus bruyants, plus nombreux, plus mobiles ; la percussion est sonore partout, les crachats sont visqueux et blanchâtres ; enfin la mort survient après une agonie pénible, et le plus souvent avec les symptômes d'une asphyxie lente. Dans l'immense majorité des cas, l'élément catarrhal est tellement prédominant, qu'il masque complétement les signes physiques qui dépendent de l'altération pulmonaire. Cependant, lorsque les râles secs sont moins bruyants ou lorsqu'ils cessent momentanément et que les noyaux indurés sont situés superficiellement, *on distingue souvent un râle crépitant ou sous-crépitant non mobile, lequel finit par coexister avec une respiration rude et quelquefois même avec un peu de souffle pendant l'inspiration ou l'expiration*...., etc., etc. »

Puis encore, en consultant le *Traité de la pneumonie* du même auteur, on lit à la page 420 : « Il est une forme de pneumonie qu'on doit appeler catarrhale et dans laquelle, indépendamment des modifications importantes que les symptômes généraux éprouvent, on voit les phénomènes locaux de la phlegmasie des poumons, plus ou moins masqués et remplacés par des symptômes propres aux affections catarrhales des bronches, etc. »

Prenez l'observation, mettez-la en présence de cette description didactique, et dites-nous si la première n'offre pas des signes plus précis et plus tranchés que ne l'exige la seconde. M. Valleix a donc pleinement méconnu cette coexistence du râle avec le souffle, de la toux et des crachats rouillés, l'intensité du mouvement fébrile et de la dyspnée.

Mais, dit-il, les crachats ne se montrent rouillés que le premier jour ; le lendemain il n'en est plus question. — S'il n'en est plus question le lendemain, c'est qu'ils persistent avec les mêmes caractères, comme cela s'entend dans toutes les observations où le silence équivaut à une affirmation qu'on ne détruit que par un nouveau signalement dans le caractère de ces symptômes. Tout le monde sait que cela est de règle dans les recueils cliniques, et dans ce cas, le surlendemain, pour marquer que la couleur rouillée et la viscosité n'existent plus, le rédacteur a eu soin de noter qu'ils étaient *blancs et spumeux*. C'est donc, de la part du critique, une chicane indigne d'un esprit loyal ; et puis, qu'importe, après tout, qu'ils ne durent qu'un jour, *rouillés* et *visqueux*, si la bryone les modifie?

Mais, dit-il encore, le souffle n'est noté qu'une fois, et puis il n'en est plus question. — Ceci n'est pas de la chicane, c'est une erreur. Ce souffle est noté trois jours de suite.

Mais la mobilité des phénomènes stéthoscopiques indique la bronchite capillaire. — La mobilité du timbre et du caractère des bruits, avec *dissémination* générale de ces bruits dans un poumon entier ou tous les deux à la fois ; oui. Mais la mobilité par déplacement, avec *localisation partielle* et déterminée des râles, et *coexistence de souffle ;* non. — Mais l'intensité de la toux et l'oppression, la fièvre et les symptômes généraux s'expliquent par l'étendue de la bronchite supposée? — En fait, rien n'empêche qu'il en soit ainsi dans ce cas, puisque c'est une *pneumonie catarrhale ;* en droit, il faut distinguer. La toux et l'oppression *par accès*, avec agitation, orthopnée, anxiété angoissante, allant jusqu'à la suffocation, sont en effet des signes de la bronchite capillaire essentielle ; mais la toux et l'oppression continues, sans accès proprement dits, avec fièvre intense (128 puls.), avec souffle circonscrit dans un point du poumon, c'est plus que de la bronchite capillaire : c'est la bronchite avec la pneumonie.

Enfin, la stomatite est invoquée comme cause, elle aussi, de la fièvre. Cette hypothèse est encore une erreur. La stomatite est un phénomène que l'on rencontre dans tous les genres de mouvements fébriles, essentiels ou symptomatiques. Loin d'être cause, elle n'est donc ici, comme ailleurs, qu'un effet.

De cette discussion il résulte que les objections de la critique portent toutes à faux, et que l'observation qui en est le sujet est un cas de pneumonie catarrhale double, plus grave, d'après tous les observateurs, qu'une pneumonie simple et légitime. Donc elle doit être admise.

Sur l'obs. n. 5, objections analogues et même réponse.

Passons aux numéros 21 et 27. M. Valleix ne les cite pas, pour que le lecteur sans doute n'ait pas la peine de les juger par lui-même. Nous allons réparer ce que nous ne voulons regarder que comme un oubli de sa part.

Vingt et unième Observation. *Pneumonie double, survenue sur un catarrhe pulmonaire chronique, chez un vieillard cachectique.— Deux pneumonies antérieures.*

Le 10 juillet 1848, a été reçu, salle St-Benjamin, n° 15, le nommé Lefebvre (Jean), serrurier, âgé de 51 ans.

Cet homme, de faible complexion naturelle, a une mauvaise santé depuis dix ans. Bien portant jusque-là, il fut atteint à cette époque d'une pneumonie, que l'on traita par les saignées et le tartre stibié ; elle dura douze jours environ et fut suivie d'un mois de convalescence, après lequel seulement le malade put recommencer à travailler. Sa santé ne fut pas pleinement rétablie, car depuis cette affection, et consécutivement à sa terminaison, il demeura sujet à de fréquents accès de catarrhe pulmonaire, caractérisés à chaque invasion par une toux opiniâtre, la nuit surtout, suivie le matin d'une expectoration muqueuse abondante. Ces accès revenaient d'une manière variable et entièrement subordonnée aux influences atmosphériques du froid et de la pluie; ils n'étaient, du reste, jamais accompagnés de fièvre, et n'empêchaient pas d'ordinaire le malade de se livrer à ses occupations habituelles.

Mais, à l'entrée de chaque printemps et à la fin de chaque automne, les attaques étaient toujours plus fortes ; et à la toux, plus intense qu'à l'ordinaire, se joignait, à ces deux époques de l'année, un mouvement de fièvre qui lui faisait garder le lit pendant huit à dix jours, après lesquels il revenait en santé jusqu'à nouvelle attaque. Pour tout traitement, le malade, habitué à son mal, se contentait de se mettre à la diète et aux tisanes de fleurs pectorales.

Au mois d'avril dernier, après trois ou quatre jours de toux et de fièvre comme il en avait tous les printemps, cette fièvre et cette toux devinrent très-intenses, et les crachats sanglants. Un point de côté très-douloureux s'y joignit, et le malade fut traité pour cette *fluxion de poitrine* par M. le docteur Belhomme (saignées et tartre stibié, sans doute). Pendant dix jours environ le mal fut très-sérieux, et, lorsque le concours des symptômes caractéristiques de sa pneumonie fut rompu, la convalescence fut longue et pénible, ou, pour mieux dire, le rétablissement n'a jamais été complet. Depuis cette époque, en effet, l'amaigrissement s'est de plus en plus prononcé; les forces se sont perdues de jour en jour ; un léger mouvement fébrile, caractérisé toutes les nuits par de la chaleur, de l'agitation et une légère moiteur le matin, s'est maintenue jusqu'ici. La toux est devenue habituelle, principalement après chaque repas, si léger qu'il fût, le prenant par quintes, qui se terminaient par une expectoration muqueuse, blanchâtre, appelée glaires par le malade. Chaque matin, au réveil et après la cessation de la sueur, les accès de toux étaient plus longs et plus fatigants que dans le reste de la journée, et alors les crachats étaient plus abondants et *jaunâtres.*

Il était en proie à cette maladie chronique, contre laquelle il ne suivait aucun traitement, se livrant même aux travaux de sa profession le plus longtemps qu'il le pouvait, lorsque mardi dernier, 4 juillet, sans cause connue, dit-il, la fièvre et la toux sont devenues incessantes et l'ont forcé à garder le lit. D'humide qu'elle était ordinairement, cette toux s'est faite brusquement presque sèche, ne donnant lieu qu'à une légère expuition de mucosités filantes pures le premier jour, mais le second teintes de quelques filets de sang, lesquels ont fini graduellement par prédominer et à imprimer aux crachats un caractère sanguinolent. En même temps, une douleur constrictive, peu marquée d'abord, mais de plus en plus prononcée, s'est développée tout autour du thorax au niveau des fausses côtes, et donnait au malade la sensation d'un cercle de fer appliqué sur sa poitrine à ce niveau. Une dyspnée pénible s'est ajoutée aux symptômes précédents, et, après six jours de souffrances, il est entré à l'hôpital, où il présenta, le 10, l'état suivant :

Faciès abattu ; maigreur remarquable ; teinte terreuse de la peau. Affaiblissement très-marqué ; impossibilité de se tenir sur son séant.

Pas de céphalalgie. Langue blanche, humide, rouge sur les bords, soif médiocre.

Peau sèche, chaude partout, excepté au creux des mains et au front, qui offrent de la moiteur.

Pouls petit, serré, 96 à 100 pulsations.

Dyspnée intense; respiration courte et fréquente; c'est surtout du sentiment d'oppression et de la constriction circulaire au niveau de l'épigastre que le malade se plaint.

La toux est continue, douloureuse. Crachats visqueux, homogènes, *rouillés*, adhérant fortement au fond du vase, sans aucun mélange de sérosité.

Percuté dans tous les points de son étendue, en avant et en arrière, le thorax n'offre aucune matité. En arrière et en bas, au niveau de l'angle inférieur de l'omoplate, le son est un peu obscur des deux côtés à la fois; mais cette matité n'est pas complète.

L'auscultation fournit les signes suivants : En avant des deux côtés, au-dessous des clavicules, la respiration n'offre aucune modification dans son rhythme, aucun bruit anormal aux deux temps; elle est seulement rude en arrière; souffle bronchique des deux côtés, le long du bord interne de l'omoplate, très-rude du côté droit, moins rude à gauche. Râle sous-crépitant très-abondant, humide à la base du poumon gauche, dans l'inspiration ordinaire; râle très-fin et perceptible dans la toux, seulement à droite. Bronchophonie diffuse des deux côtés. — *Hydros.*; un julep *bryone*, 12, et un julep *carbo-végét.*, 12.

Le 11. Le lendemain, à la visite du matin, M. Tessier constate le même état que la veille, à part les modifications suivantes :

Crachats très-abondants dans la nuit, mais *visqueux* et *rouillés.*

Pouls moins serré; il s'est développé de 96 à 100 pulsations,

La chaleur de la peau, moins sèche. Les mains sont humides. La face est couverte de sueur.

Mêmes signes stéthoscopiques. — Deux juleps *bryone,* 12 et 24.

Dans l'après-midi, vers deux heures, commencement d'une

légère moiteur générale. Le soir, à six heures, la constriction thoracique a sensiblement diminué. Les mouvements respiratoires sont évidemment plus amples, moins précipités. Le malade accuse toujours une grande oppression.

Le 12. Insomnie. Continuation de la transpiration de la peau sans sueur notable. Trois garde-robes abondantes en dévoiement, la nuit.

Le matin, le faciès est bon. Sentiment de bien-être.

Langue blanche et humide. Soif nulle.

Peau moite, à douce température. Pouls, 68.

La constriction thoracique n'est plus sensible que dans la toux et les grandes inspirations.

Respiration encore fréquente. Toujours de la dyspnée.

Toux rare, crachats diffluents, comme de la solution de gomme, avec mélange de sérosité spumeuse.

Pas de matité.

Souffle bronchique à peine manifeste en arrière et à gauche; râle sous-crépitant de la fosse sous-épineuse à la base du poumon. A droite, toujours du souffle rude avec bronchophonie diffuse, râle abondant, à grosses bulles en bas.—Deux juleps *bryone*, 12, et *sulphur.*, 6.

13. La nuit précédente, toux très-fréquente. Le reste de la journée, la toux persiste; crachats muqueux aérés, abondants; toujours de la dyspnée. Râle crépitant disséminé, en arrière à gauche Souffle plus doux et mêlé de râle sous-crépitant à la fin de l'inspiration à droite; bronchophonie. — Julep *bryone* et *sulphur*.

Le 14. Toux, expectoration muqueuse. — Deux bouillons.

Le 15. Toux moins fréquente. — Un julep *sulph.*, 12.

Le 20. Toux rare, toujours des crachats muqueux et spumeux. Bruit respiratoire normal à gauche, excepté à la base du poumon, où il y a encore du râle sous-crépitant. A droite, râle muqueux aussi. Le souffle a disparu. — Une potion. — Sorti le 24 juillet.

L'observation qu'on vient de lire est intéressante au double point de vue du pronostic et du diagnostic qui est en question.

Sous le premier rapport, il est admis, démontré, constaté comme des axiomes pronostiques, les vérités suivantes :

Toutes choses égales d'ailleurs : 1° la pneumonie, à partir de trente ans, augmente graduellement de gravité ; 2° une constitution faible, détériorée, appauvrie, la rend d'autant plus funeste ; 3° chez les sujets affectés d'une maladie chronique, des voies respiratoires surtout, elle est ordinairement mortelle ; 4° chez les individus qui y sont fréquemment sujets, la gravité augmente à chaque nouvelle atteinte (Grisolle) ; 5° une pneumonie double est très-dangereuse ; 6° au second degré elle est plus grave qu'au premier, etc., etc.

Supposez maintenant, ce qui est en question, que cette observation soit une pneumonie, comme chacun l'a vu en la lisant, et comme nous allons le prouver, est-il possible de présenter un cas où toutes les conditions de gravité et de mortalité se trouvent réunies à un plus haut degré que dans ce fait ? Nous sommes heureux que M. Valleix nous ait fourni l'occasion de le citer, pour donner un exemple spécial, sans choix de notre part, de la gravité de la plupart de ces observations dont il affirme, lui, la bénignité. Il n'a pas été, comme on le voit, fort heureux dans le choix de ses éliminations.

Passons au diagnostic. M. Valleix l'apprécie en ces termes :

« Les mêmes réflexions peuvent s'appliquer à l'observation 21, dans laquelle la description des signes stéthoscopiques est si variable d'un jour à l'autre, qu'on ne peut y reconnaître la marche de la pneumonie, en sorte que l'existence de cette maladie reste douteuse. »

Décidément, M. Valleix en veut aux pneumonies doubles ; et, s'il n'en fallait juger que par sa polémique, on pourrait douter qu'il en admette l'existence.

Ici encore, nous sommes obligé de rappeler les éléments de l'histoire de la pneumonie ; que le lecteur nous le pardonne. C'est la critique qui porte le débat sur ce terrain élémentaire ; force nous est donc de l'y suivre. Nous allons, du reste, laisser à M. Valleix le soin de se faire lui-même sa réponse, toujours avec l'appui de M. Grisolle. Or, quels sont les signes classiques qui constituent l'existence de la pneumonie? Quelle est leur valeur absolue et relative suivant les conditions d'âge, de période de l'affection et de complications? Les signes propres à cette phlegmasie, sont : le point de côté, la dyspnée, la toux, les crachats rouillés, le râle crépitant, le souffle, la bronchophonie, la matité du thorax, la fièvre. Leur réunion ou leur concours simultané ou successif établit non-seulement la présence de cette maladie, mais sert encore à en préciser le siége, l'étendue et le degré. « Pour diagnostiquer une pneumonie, dit M. Grisolle, il n'est pas nécessaire que cette inflammation s'accompagne de tout son appareil symptomatique ; il suffit de la présence, *même isolée*, de deux symptômes, les crachats rouillés et le râle crépitant, pour affirmer que le parenchyme pulmonaire est le siége d'une inflammation plus ou moins étendue. »

Le point de côté varie de la douleur pongitive la plus vive à une simple gêne thoracique. Généralement, la douleur est peu vive chez les vieillards, chez les gens affaiblis et dans les pneumonies secondaires (Hardy et Béhier). Le point de côté manque absolument quelquefois, surtout chez les gens âgés (Grisolle). — « Les crachats *rouillés* ne se rencontrent que dans le cas d'inflammation du poumon; donc ils sont pathognomoniques (Valleix). » Le râle crépitant a la même valeur que les crachats rouillés ; on ne le rencontre, en effet, dans *aucune autre* affection du poumon que la pneumonie. Souvent ce râle se rapproche du sous-crépitant et se confond même avec lui ; alors il n'a qu'une valeur relative. Dans ce cas, quand il dépend d'une bronchite capillaire, *il est disséminé dans toute la poitrine et ne coïncide jamais* avec les crachats rouillés. Lorsqu'il dépend d'une pneumonie... il coïncide avec des crachats rouillés. Les enfants et les vieillards ont une crépitation *moins fine* que chez les adultes. Dans les pneumonies *doubles*, comme les poumons ont été envahis successivement, si, dans le côté qui a été affecté en dernier lieu, on ne trouve que du râle sous-crépitant; dans le côté opposé, la maladie étant plus ancienne et parvenue à un degré plus avancé, se révélera par du souffle tubaire, etc., etc... (Voy. Grisolle, *Traité de la*

Pneumonie, page 485 et suiv.—Voy. Valleix, *Guide du Méd. prat.*, tom. I, page 419 et suiv. 2e édit. Paris, 1850.)

Or, dans l'observation précédente, nous trouvons un individu cachectique qui présente de la fièvre, une dyspnée intense, avec respiration courte et précipitée ; une grande gêne thoracique sans point de côté proprement dit ; une toux continue, douloureuse, avec crachats *rouillés très-visqueux ;* de l'obscurité du son au thorax en arrière, sans matité complète ; du souffle tubaire à droite et à gauche, plus rude ici, moins rude là ; du râle humide à gauche ; du crépitant très-fin et perceptible dans la toux seulement, à droite ; de la bronchophonie diffuse ; tous ces symptômes mêlés à ceux du catarrhe habituel, etc... Donc, selon M. Valleix, il est douteux qu'on ait eu affaire là à une *pneumonie double* plus avancée à gauche qu'à droite ; tout porte à croire qu'il n'y avait qu'une bronchite capillaire.

Des objections et des conclusions de cette nature ne se discutent pas plus longuement. On rapproche les faits et la critique, les conditions palpables de l'un et les fondements de l'autre, et la lumière se fait toute seule.

Il en est de même du n° 27.

VINGT-SEPTIÈME OBSERVATION. —*Pneumonie double.*

Le 14 octobre 1848, a été reçue à la salle Sainte-Anne, n° 4, la femme Bizot (Angélique), journalière, âgée de soixante-neuf ans. Douée d'une constitution saine et robuste, elle n'a jamais fait de maladie sérieuse dans sa vie, et aucun accident ou infirmité n'a troublé jusqu'ici la santé parfaite de son âge avancé.

Hier matin, vendredi, 13 octobre, sans cause connue, elle a été prise d'un frisson fébrile qui a duré deux heures, assez léger toutefois, et qui a été suivi d'une chaleur médiocre, avec une grande oppression de poitrine.

Le soir, à la tombée de la nuit, un nouveau frisson se déclare, et avec lui une douleur pongitive au niveau des fausses côtes droites, une toux sèche, peu fréquente, exaspérant cette douleur, et enfin de la dyspnée. Il s'ensuit bientôt, de nouveau, de la chaleur, avec une légère transpiration. Cet état dure sans aggravation toute la nuit. Le samedi matin, la malade éprouve une légère rémission dans l'ensemble des symptômes, moins l'oppression, qui la détermine à entrer dans l'hôpital.

14 octobre. Une heure après sa réception, elle présente l'état suivant :

Décubitus indifférent ; face pâle, et légère rougeur circonscrite des pommettes ; yeux brillants, mais humides ; peu de céphalalgie ; lèvres et langue sèches ; soif vive. Pas de selles depuis trois jours ; chaleur modérée et sécheresse de la peau. Pouls fréquent, mais sans dureté, de 100 à 104 pulsations.

Forte dyspnée, sensation incommode de pesanteur générale sur tout le thorax, et douleur pongitive au niveau de l'extrémité inférieure du sternum qui s'aggrave dans les grandes inspirations et dans la toux.

Celle-ci est peu fréquente, sèche ; ses secousses provoquent un sentiment d'âcreté à l'arrière-gorge, qui provoque lui-même des nausées et une amertume momentanée de la bouche disparaissant aussitôt que la malade a bu.

La percussion fait constater *une matitée prononcée* à la partie postérieure et inférieure des deux côtés du thorax, à droite de la fosse sous-épineuse, à la base du poumon ; à gauche, elle occupe seulement un espace d'environ quatre travers de doigt tout à fait à la base. Partout ailleurs, la résonnance est normale.

A l'auscultation, on entend à droite *un souffle très-rude*, le long du bord interne de l'omoplate, de l'épine à l'angle inférieure de cet os, et sur les limites de ce souffle, en allant vers l'aisselle, du *râle crépitant* très-abondant. A gauche, dans le point correspondant à la matité, le bruit respiratoire est nul, dans la respiration ordinaire ; mais dans les secousses de la toux ou à la fin d'une grande inspiration, de larges bouffées de *râle crépitant très-fin* éclatent sous l'oreille.

— *Hydros.*, deux pots ; deux juleps *bryone*, 12, un lavement émollient.

Le 15. La nuit n'a pas été bonne. La malade a été tourmentée par la toux, qui, rare jusque-là, a été fréquente et pénible jusqu'au matin. Vers la fin de ce paroxysme, il y a eu quelques crachats séreux, liquides ; deux selles abondantes ; urines sédimenteuses. A la visite du matin, même état que la veille au soir ; seulement le pouls est large, très-mou et ne donne plus que 84 pulsations. — 2 juleps *bryone*, 12.

Vers trois heures de l'après-midi, une légère moiteur se déclare à la peau et dure toute la nuit suivante, pendant laquelle la malade repose ; elle mouille une chemise et rend un grand vase d'urines rouges, sédimenteuses.

Le 16. Sensation de bien-être parfait. Faciès naturel ; langue blanche et humide, soif nulle ; plus de céphalalgie ni de nausées.

Température de la peau normale ; pouls mou, dépressible, à 68 pulsations.

Respiration libre et facile, quoique un vague sentiment de constriction persiste sur tout le thorax, autour des fausses côtes surtout. La douleur du sternum a disparu.

Toux et expectoration nulles.

Toujours de la matité dans les points indiqués.

Le souffle à droite est devenu plus doux et comme lointain ; râle crépitant sur ses limites, ainsi qu'à gauche, à la base du poumon, dans la toux seulement. — 1 julep *bryone ;* 1 bouillon.

Le 17. La malade demande à manger.

Pouls lent, mou, 64.

Encore de la matité, du souffle doux, lointain, et du râle crépitant disséminé en arrière et à droite ; à gauche, aucun bruit anormal, le bruit respiratoire reparaît. — 1 julep *bryone*, 24, trois cuillerées ; un bouillon.

Le 18. Pouls lent, dépressible, à 52 pulsations. Souffle à peine perceptible. — 1 julep *bryone*, 24, trois cuillerées ; deux bouillons et un potage.

Les jours suivants, résolution parfaite.
Sortie le 31 octobre 1848.

M. Valleix ne peut s'empêcher d'élever les mêmes doutes sur cette observation, dans laquelle, dit-il, « il n'y a eu de la douleur qu'à la partie inférieure du sternum, du souffle que le long du bord interne de l'omoplate droite, lieu où existe un souffle naturel ; une matité qui ne s'est pas dissipée avec les autres symptômes, qui ne paraît pas avoir été très-grande, et qui pouvait tenir à quelques circonstances antérieures ; enfin, absence de crachats rouillés. Encore, dans ce cas, une simple bronchite capillaire suffit pour rendre compte des phénomènes observés. »

Le râle crépitant très-fin est-il, oui ou non, un signe pathognomonique de l'inflammation du parenchyme pulmonaire ? Ce râle est-il noté, oui ou non, sur les limites du souffle à droite, et à gauche par de larges bouffées pendant l'inspiration ? Pourquoi M. Valleix le passe-t-il sous silence ? Est-ce que sa prétendue bronchite peut en rendre compte ?

La douleur *pongitive* au niveau du sternum n'a pas de valeur, d'après lui, à cause du siége. Est-ce que le siége est toujours en rapport avec le point phlogosé du poumon ?

Le souffle existe *naturellement*, dit-il, vers le niveau de l'origine des bronches, et c'est le retentissement plus marqué de ce bruit dans ce point qui a été pris pour du souffle tubaire. C'est dire que M. Valleix seul est capable de bien percevoir ce signe. Cet argument est au moins de mauvais goût ; on le cite, mais on n'y répond pas.

La matité n'a pas été *très-grande*, ajoute-t-il, et ne s'est pas dissipée avec les autres symptômes. Pardon, elle est notée comme très-prononcée ; et si elle a persisté après la chute des autres symptômes, c'est qu'en cela elle a suivi la loi de l'évolution de toutes les pneumonies, où la lésion pulmonaire dont elle dépendait est presque toujours la dernière à se résoudre et à disparaître. Si d'ailleurs elle tenait à quelque circonstance antérieure, pourquoi M. Valleix ne nous l'indique-t-il pas ?

Enfin, quant à l'absence des crachats, si elle a lieu, c'est que chez les enfants et *les vieillards* l'expectoration reste très-souvent nulle. M. Valleix a publié, autant qu'il nous en souvient, un travail pour prouver cette particularité clinique, bien connue d'ailleurs avant lui.

Il est donc évident qu'aucune des observations contestées n'offre le caractère de doute et d'incertitude qu'il a plu à la critique d'y signaler si faussement. Ces faits sont donc des pneumonies à symptômes classiques et vulgaires où toute erreur est impossible.

« Si l'on nous trouvait trop rigoureux, ajoute M. Valleix, nous admettrions facilement tous ces faits, les considérations que nous allons faire valoir n'ayant rien à y perdre. » La concession est généreuse ! Nous répondrons seulement que l'admission ou le rejet d'observations n'est pas une affaire de goût, et, de la part d'un observateur consciencieux, on a lieu d'être plus que surpris de cette façon arbitraire de traiter les faits. « Nous avons, dit-il encore, voulu montrer comment, lorsqu'on ne fait pas de statistique, on est entraîné, malgré soi, à admettre avec facilité des faits contestables... et cependant, c'est aux partisans du procédé numérique qu'on fait le reproche de ne pas peser les faits! »

Non, on ne vous reprochera pas de ne pas peser les faits ; mais on vous reprochera d'avoir voulu les peser à faux poids... Quant à la statistique, nous verrons plus loin comment vous la pratiquez à l'égard de vos adversaires.

En vérité, le public médical trouvera que nous avons été singulièrement complaisant d'avoir consenti à discuter ces notions élémentaires de l'histoire de la pneumonie, lorsqu'il suffisait de ce qu'en style parlementaire on appelle la question préalable, pour faire justice de cet oubli des notions les plus vulgaires de la séméïotique, ou de ce jeu de la préoccupation. C'est l'un ou l'autre ; les juges de ce débat l'ont conclu avant nous.

A notre avis, quelque sévère que ce jugement puisse paraître, il y a plus encore. Quand on a mûrement pesé l'ensemble et les détails, l'allure et la forme de l'argumentation du critique ; quand on veut la réduire à sa valeur foncière, à son expression la plus simple, un seul fait en ressort et vous afflige pour l'auteur. Ne pouvant être vrai et logique, M. Valleix a dû chercher à être habile. Il a mis sa volonté à la place de la réalité, et il a voulu faire que ce qui est ne fût pas. Impuissant à attaquer de front ces faits cliniques, et à échapper aux conséquences qu'ils entraînent, il en a été réduit à *insinuer* une dépréciation générale de ces faits. Nous l'avons vu *insinuant* la bénignité, en général, de toutes les observations; *insinuant* la possibilité de nombreuses erreurs de diagnostic, par les quatre qu'il tentait vainement d'établir. Nous le verrons bientôt insinuant la guérison naturelle de la pneumonie et l'outrage à la moralité scientifique de son rival. Parodiant un mot devenu célèbre, il s'est dit : A défaut de raisons et de preuves scientifiques, *insinuons*, *insinuons* toujours ! Il en restera quelque chose pour entretenir le préjugé et fortifier la prévention contre la valeur de ces nouveaux essais. M. Valleix a eu raison : il en restera quelque chose ; mais ce sera devant la conscience du public qui va juger ce long débat, ce sera la plus profonde atteinte que sa loyauté de critique ou son savoir de pathologiste ait jamais pu souffrir.

§ V.

Deuxième proposition de M. Valleix : Dans la majorité des cas, la pneumonie guérit toute seule. — Assertion sans preuves. — Gravité de ses conséquences. — Déductions fausses contre les faits de M. Tessier. — Cette partie de la thèse du critique repose sur un *cercle vicieux*.

La seconde proposition de M. Valleix se résume dans cette affirmation : « C'est une erreur grossière que de croire à la gravité de la pneumonie en général : *c'est une mauvaise réputation qu'on lui a faite, bien plus mauvaise assurément qu'elle ne le mérite.* »

Nous avons donc cette seconde proposition à examiner et à discuter. La loyauté nous fait un devoir d'en laisser l'exposition et la formule à M. Valleix lui-même. C'est peut-être le passage le plus remarquable et le plus caractéristique à tous égards de la série de ses articles. Sévérité de science et rigueur de logique, c'est là qu'il s'est plu à tout condenser. D'ailleurs cette citation nous paraît d'autant plus indispensable que toute traduction en est impossible. Enfin, nous aurions craint que, même sur une traduction imparfaite, le lecteur ne nous accusât d'avoir voulu fausser la nature, amoindrir la force, et rapetisser la portée de cette argumentation.

Voici donc textuellement ce passage :

« Quand on veut procéder de cette manière (juger une question de thérapeutique par l'étude des faits), il est de toute nécessité de commencer par observer la marche de la maladie. Il semble donc que M. Tessier aurait dû voir, dans des cas de médiocre intensité, comment la pneumonie, dont il s'occupe spécialement dans sa brochure, aurait marché sans aucun traitement, sauf à se tenir toujours prêt à agir, si les symptômes s'aggravaient assez pour lui donner quelque inquiétude. C'est ainsi qu'aurait agi certainement quiconque n'aurait pas eu dans l'homœopathie une confiance qui place l'observateur dans des conditions défavorables. M. Tessier n'a pas cru à cette nécessité, et il s'est exposé à cette objection naturelle : L'homœopathie étant l'absence de tout traitement, hors le traitement hygiénique, il en résulte que vos pneumonies ont simplement guéri toutes seules, comme cela a eu lieu bien des fois entre les mains des médecins qui ont préconisé la médecine expectante, et comme nous en citerons nous-même quelques exemples.

« A cela M. Tessier répond que ce n'est pas à lui de fournir les preuves ; que c'est à celui qui nie les succès brillants qu'il a obtenus ; car, dit l'axiome juridique : *Negantis est probare;* nous ne concevons pas qu'on puisse élever une semblable prétention, et l'axiome juridique nous paraît fort mal venu là. Il suffirait donc qu'un médecin affirmât un fait, sans se donner la peine de le démontrer, pour qu'on ne pût pas, à moins d'en fournir la preuve, en nier l'existence, quelque invraisemblable et extravagant qu'il fût? Mais la vie tout entière se passerait à réfuter, preuves en main, les idées bizarres, saugrenues, qui peuvent naître dans le cerveau humain. Nous disons, nous, que la bonne jurisprudence scientifique a toujours été et aura toujours pour axiome la proposition tout opposée : *Affirmantis est probare.* C'est à cette loi que se soumettent tous ceux qui veulent arriver à des résultats inattaquables.

« Au reste, M. Tessier l'a bien senti ; car, immédiatement après, il cherche à démontrer que la pneumonie a une tendance naturelle à une terminaison fâcheuse. Mais pour cela il en est réduit à des assertions vagues ; il ne peut que citer l'opinion générale sur la gravité de la maladie et rappeler *quelques faits confiés à la mémoire et qui peuvent avoir été mal interprétés.* N'eût-il pas mieux valu établir le fait par voie expérimentale ?

« Quant à nous, nous ne pouvons nous empêcher de faire remarquer (car tout tend aujourd'hui à le prouver) que l'opinion qu'on s'était faite sur la gravité de la pneumonie est exagérée, et que si l'intensité des premiers symptômes n'avait pas tant effrayé les médecins, si l'on avait osé, comme l'a fait M. Tessier, laisser marcher la maladie, on l'aurait vue bien souvent, après un temps donné, tomber d'elle-même et se terminer promptement par la guérison. C'est cette crainte qui a empêché M. Grisolle de pousser l'expérience jusqu'au bout. Ayant vu les symptômes s'aggraver, comme nous les verrons s'aggraver dans les cas cités par M. Tessier, il ne s'est pas cru autorisé à pousser plus loin l'expérience ; et ainsi il n'a pas pu observer la marche naturelle de l'affection dans toute sa durée.

. . . .

« Après ce que nous venons de dire on comprend comment tous ceux qui préconisent un traitement nouveau choisissent de préférence la pneumonie. C'est une maladie qui semble faite exprès pour donner raison à tous ces inventeurs. Elle a d'abord une mauvaise réputation, bien plus mauvaise assurément qu'elle ne le mérite. Elle est un épouvantail non-seulement pour le public, mais encore pour les médecins. Elle débute par des symptômes alarmants ; elle a une période d'accroissement qui tient l'observateur dans une continuelle inquiétude. Elle a, dans un bon nombre de cas, une tendance naturelle à la guérison; c'est du moins ce qui n'est pas douteux pour les cas observés avant l'âge de 30 à 40 ans. Enfin, lorsque le premier orage est passé, il survient une des rémissions les plus frappantes dans les symptômes, de telle sorte que la médication, ou la prétendue médication coïncidant, à deux ou trois jours près, avec cette rémission naturelle, on ne manque pas d'en faire honneur au traitement. Est-il, nous le demandons, une maladie plus propre aux illusions thérapeutiques? Aussi la méthode expectante, la méthode évacuante, l'oxyde blanc d'antimoine, les saignées coup sur coup, et même l'hydrothérapie, n'ont pas manqué d'expérimenter, et toujours avec les plus éclatants succès, sur cette précieuse affection. L'homœopathie ne pouvait manquer d'arriver sur un terrain si favorable; c'est M. Tessier qui l'y a conduite. »

Voilà certes une profession de foi nette et précise. Avions-nous raison d'en déclarer la citation indispensable et la traduction impossible? On vient de lire, en effet, le thème médical (si toutefois on peut appeler cela de la médecine) le plus neuf et le plus extraordinaire qui ait été formulé de nos jours. Nul ne se fût jamais douté que la peur de l'homœopathie pût faire reculer un homme à convictions rigoureuses jusqu'à ce degré de scepticisme. Le merveilleux et l'imprévu de cette doctrine nouvelle sur le pronostic de la pneumonie, qui renverse et qui nie tout ce que l'on croyait jusqu'ici de plus inébranlable dans l'histoire de cette affection, à savoir sa gravité incontestable et sa terminaison fréquente par la mort, vont frapper bien des praticiens d'étonnement profond, s'ils ne font pas davantage.

Ainsi l'a décrété M. Valleix. Cette gravité est un épouvantail, et pas autre chose. La mort avec et par elle n'est, à vrai dire, qu'un mythe, qu'une abstraction, qu'une vaste illusion, qu'un rêve continu. Il nous répugnerait de prendre au sérieux cette série d'idées bizarres (pour parler son langage) qui sont écloses dans son esprit à l'occasion des faits cliniques qu'il avait à combattre, si l'importance capitale du problème agité dans ce débat, et qu'il faut résoudre dans l'intérêt de la vérité, ne nous en faisait un devoir. Quelque pénible qu'elle soit, remplissons notre tâche jusqu'au bout. Les pièces du procès en seront plus complètes, et le lecteur pourra juger en plus entière connaissance de cause la nature des problèmes soulevés par M. Valleix et si arbitrairement résolus par lui.

Autant d'affirmations, autant d'erreurs ! Autant de raisonnements, autant de sophismes ! Discutées en détail, pas une de ces assertions ne peut soutenir l'examen.

Procédons à cette discussion :

M. Valleix dit d'abord : « Quand on veut procéder de cette manière (vérifier cliniquement l'action du traitement homœopathique), il est de toute nécessité de commencer par observer la marche naturelle de la maladie. »

Mais quelle est la raison de cette nécessité ? Pourquoi cela est-il plus nécessaire à l'occasion de ce traitement que pour les saignées, l'antimoine, le vésicatoire ? Cela a-t-il été nécessaire pour Rasori, pour Laënnec, pour M. Bouillaud, pour M. Louis, pour M. Grisolle, pour M. Valleix lui-même ? Nul d'entre eux n'a cru à cette nécessité préalable. Tous ont pris pour point de départ de leurs recherches sur la supériorité relative de leurs médications diverses, la gravité incontestable, avouée, reconnue de la pneumonie. En exigeant cette condition pour les expériences de M. Tessier, et ne l'ayant jamais réclamée des autres, le critique a encore ici deux poids et deux mesures.

« M. Tessier aurait dû voir, dans des cas de médiocre intensité, comment la pneumonie aurait marché sans traitement, sauf à se tenir prêt à agir si les symptômes s'aggravaient, etc., etc. »

Cela n'aurait rien appris à M. Tessier sur la marche de la pneumonie, même de médiocre intensité. Celles-ci, lorsqu'elles sont bien caractérisées, donnent toujours à tout le monde assez d'inquiétude, sauf quelques cas d'une bénignité exceptionnelle, pour que l'on agisse contre elles le plus promptement possible. Si vous étiez affecté d'une pneumonie, M. Valleix (ce qu'à Dieu ne plaise, il vous arrive), même d'une médiocre intensité au début, vous voudriez être efficacement traité dès le premier jour, et vous ne devez pas être disposé à faire aux autres ce que vous ne voudriez pas qui vous fût fait.

« C'est ainsi qu'aurait agi quiconque n'aurait pas eu d'avance dans l'homœopathie une confiance qui nous paraît placer l'observateur dans des conditions défavorables. »

Ces conditions défavorables sont communes, encore une fois, à toutes les méthodes thérapeutiques contre la pneumonie, de l'origine de la médecine à la pratique moderne. Nul n'a jamais commencé par établir la marche naturelle de la maladie avant de la traiter. De l'aveu de tous les médecins grands ou petits, pathologistes de premier ordre ou praticiens modestes, aujourd'hui comme par le passé, sans distinction de sectes ou d'écoles, de théories ou de doctrines, à Montpellier comme à Paris, à Londres comme à Vienne, il est admis, reconnu, constaté comme un *fait expérimental*, que la pneumonie est une maladie grave et très-grave; qu'elle a le plus souvent une tendance fatale à la mort, que toutes les puissances du traitement sont souvent impuissantes à conjurer. Tous les travaux qui ont été faits de nos jours, ceux des statisticiens surtout, les recherches de M. Louis, le livre de M. Grisolle, que M. Valleix déclare un chef-d'œuvre d'*observation rigoureuse et sévère*, reposent sur ces conditions défavorables, si conditions défavorables il y a. Ou la remarque de M. Valleix est dénuée de raison, ou toutes les statistiques ne sont qu'une grande erreur, puisqu'elles sont fondées sur un point de départ absurde. Ou il faut faire table rase de leurs résultats, les déclarer non avenues et mensongères, ou retirer cette affirmation de conditions défavorables; si M. Valleix continue à avoir foi et confiance dans la véracité des points de science vérifiés par l'observation rigoureuse, il ne peut échapper aux résultats accablants de la statistique de son maître et de son ami que par l'inconséquence et la contradiction.

Partant de cette donnée fondamentale, de ce point fixe, de ce fait principe commun à toutes les méthodes de traitement, M. Tessier n'avait pas à prévoir qu'on dût lui objecter ces *conditions défavorables ;* il n'avait pas à s'occuper de cette question de gravité de la pneumonie résolue par l'expérience universelle, et sur laquelle les convictions étaient faites pour tout le monde, pour le critique lui-même, comme nous le verrons bientôt. Donc, si les recherches de M. Tessier pèchent par la base, tous les autres travaux doivent être frappés du même coup. Si l'objection de M. Valleix a une valeur quelconque, c'est d'être, en un trait de plume, la négation absolue de toute la thérapeutique de cette maladie ; c'est de la déclarer une mystification ; c'est, s'il a le courage de son principe, de la flétrir comme la plus coupable erreur : rien de plus, rien de moins. Accepte-t-il ces conséquences? Évidemment non : à moins que maintenant il ne nous déclare que c'est par simple curiosité que lui et tous les autres ont saigné coup sur coup, saturé d'émétique et dénudé par les vésicatoires.

L'exigence de cette étude préliminaire de l'affection abandonnée à elle-même, est donc fort mal venue là contre les recherches de son collègue. Dans l'état actuel de la science elle est non-seulement contradictoire, mais encore impraticable et dangereuse. M. Tessier a procédé autrement ; et nous croyons que le lecteur trouvera la méthode qu'il a suivie plus sûre pour la science et pour le malade que celle que le critique a proposée, qu'il conseille et qu'il dit avoir pratiquée lui-même. Car nous verrons bientôt que ces prétendues expériences *pures*, il ne les a pas faites d'une manière sérieuse.

Au reste, quels sont donc ces médecins qui, d'après M. Valleix, ont préconisé la *médecine expectante* dont ils se sont si bien trouvés dans cette maladie ? Il est à désirer qu'il nous indique leurs noms, l'école qu'ils ont fondée, les disciples qu'ils ont faits et les imitateurs qu'ils ont trouvés. Mais poursuivons.

« M. Tessier, continue M. Valleix, n'a pas cru à cette nécessité, et il s'est exposé à cette objection *naturelle :* L'homœopathie étant l'absence de tout traitement, hors le traitement hygiénique, il en résulte que vos pneumonies ont guéri toutes seules.... comme nous en citerons quelques exemples. »

Cette objection, pour lui donner toute sa force, doit être

formulée dans le syllogisme suivant : Le traitement homœopathique n'est rien ; or, rien ne peut faire quelque chose ; donc vous n'avez rien fait contre vos pneumonies ; donc elles ont guéri toutes seules. M. Valleix croit parler à des esprits tellement prévenus contre la méthode Hahnemann, qu'ils en ont perdu la logique et le bon sens ; il a cru les éblouir par un argument irréfutable, et il n'a commis qu'un vulgaire sophisme, une simple *pétition de principes.* Il assimile sans cesse cette méthode à l'expectation sans s'apercevoir que c'est là précisément ce qu'il s'agit de prouver : *quod est probandum.* Il tourne et s'agite dans ce cercle vicieux avec une aisance et une ténacité dignes d'un meilleur sort. La question à résoudre, c'est de savoir si, oui ou non, les doses infinitésimales administrées suivant la loi du rapport des indications aux médications positives exercent une action quelconque sur la pneumonie. Or, dire, *a priori*, ces médicaments ne sont rien, donc ils n'ont pu rien faire, c'est trancher la question par la question, résoudre la difficulté par la difficulté elle-même ; c'est, encore une fois, tourner dans un cercle vicieux. Donc le vice logique est tout entier du fait de M. Valleix.

Et d'ailleurs, cette objection, tirée de l'identité de l'expectation à la médication hahnemannienne, M. Tessier l'avait résolue d'avance dans son livre. Au lieu de la reproduire en l'enveloppant dans un sophisme, il eût mieux valu que M. Valleix attaquât la réponse qu'il avait vu y être faite, et que voici : « Peut-on attribuer la guérison des malades à la tendance naturelle de la pneumonie à guérir? Une telle objection, répond M. Tessier, est le dernier refuge de la négation. Sur quoi donc se fonder, envers et contre l'opinion commune et unanime, pour attribuer de tels succès à la méthode expectante?

« Sur la tradition? Elle est univoque pour affirmer que la pneumonie est une maladie qui doit être traitée énergiquement, le plus tôt possible, si l'on veut éviter de nombreuses catastrophes. *Qu'une pneumonie abandonnée à elle-même puisse guérir quelquefois, c'est ce qu'aucun homme sensé ne contestera.* Mais ce n'est là qu'une exception confirmative de la règle.

« Sur l'expérience ? Je ne connais pas de résultats authentiques du traitement de la pneumonie par l'expectation. J'ai vu quelques cas dans lesquels, systématiquement, on ne traitait les pneumonies que par des médications peu énergiques ; j'ai assisté à l'autopsie de ces malades.....

« Sur la nature de la maladie ? Mais elle est considérée par tous les auteurs comme une inflammation parenchymateuse qui se termine par suppuration, par carnification, rarement par résolution, lorsqu'on l'abandonne à elle-même, et, trop souvent même, malgré tous les efforts de l'art. La terminaison par la suppuration est-elle donc un mythe ? L'hépatisation grise est-elle une rareté dans les salles d'autopsie ? Les recueils d'observations cliniques de Laënnec, de M. Andral, de M. Louis, de M. Chomel, sont-ils donc des tables mortuaires dressées à plaisir pour effrayer les malades et les médecins ?

« Sur le traitement ? Je n'en connais pas d'aussi énergique que celui de la pneumonie en général : saignées coup sur coup, tartre stibié à haute dose, vésicatoires successifs, etc...

« L'objection tirée de l'expectation est une tactique indigne d'un esprit scientifique. On ne s'aperçoit pas qu'elle retombe comme une massue sur toutes les méthodes de traitement qu'elle frappe de réprobation... Avec elle, qu'est-ce donc que la médecine ? qu'est-ce que l'art ? qu'est-ce que la science ? sinon la plus cruelle des mystifications. Tel est le corollaire de l'hypothèse de l'expectation pour expliquer les faits que j'ai rapportés. »

Voilà en quels termes M. Tessier répondait à l'objection qu'il savait être déjà formulée autour de lui, pour rendre raison de ses succès connus de tout le monde.

C'est donc une erreur de la part de la critique de dire : « M. Tessier l'a bien senti, car il cherche à démontrer que la pneumonie a une tendance à une terminaison fâcheuse. Pour cela, il en est réduit à des assertions vagues ; il ne peut que citer *l'opinion générale sur la gravité de la maladie, et rappeler quelques faits confiés à la mémoire et qui peuvent avoir été mal interprétés.* » M. Tessier n'avait pas à faire cette preuve, et il ne l'a pas faite ; il a cherché seulement sur quelle donnée l'on pouvait fonder l'objection contre le *dogme de la gravité*, parfaitement établi par l'expérience, et, ne pouvant en découvrir, il l'a rejetée comme une assertion gratuite et une hypothèse à démontrer. Oui, quoi qu'en dise le critique, *negantis est probare*. Ce n'est pas tout de faire une objection, il faut encore qu'elle repose sur quelque chose de vrai. S'il s'est chargé de cette objection, force lui est de la soutenir, et de rester sous le coup de cet axiome juridique, qui l'a si fort indisposé : *negantis est probare*. Lorsque, dans un état donné de la science, un fait est clairement démontré comme une vérité expérimentale pour tout le monde, et que, seul contre tous, un penseur ou un savant vient à nier cette vérité, la première condition de sa négation, c'est d'en prouver le fondement. Or, à ce dogme médical universellement reconnu, de la gravité de la pneumonie et de la nécessité de son traitement, M. Valleix oppose, par le fait de son objection, une négation explicite. Jusqu'à preuve, son assertion n'est qu'une hypothèse gratuite. Si donc, à l'encontre de l'état actuel de la médecine sur le pronostic de cette affection, il veut innover, à lui de prouver son innovation ; s'il veut nier, à lui de prouver sa négation. Voilà pourquoi il lui a été dit d'avance avec raison : *Negantis est probare*. C'est de la logique et du bon sens les plus vulgaires. Et, pour ne rien garder de ce qui lui appartient : « En médecine, comme en toute autre science, il ne suffit pas d'affirmer un fait sans se donner la peine de le démontrer... on doit toujours, à moins de preuves, en nier la réalité... sans cela, la vie tout entière se passerait à réfuter, preuves en main, les idées bizarres, saugrenues, qui peuvent naître dans le cerveau humain. »

Ainsi, dans la forme, l'objection de M. Valleix est un *cercle vicieux*. Supposée logique, elle a des conséquences effrayantes : elle flétrit toute la thérapeutique de la pneumonie. Dans le fond, elle déplace le terrain de la discussion, et substitue à des données scientifiques, inébranlables jusqu'ici, une hypothèse à vérifier. Tout cela se résume en une pure et simple supposition ; et une supposition sans vérification pratique, ce n'est pas encore de la science, et moins encore de la dialectique.

Nous nous trompons : M. Valleix a prouvé victorieusement son assertion dans les deux lignes suivantes, où, caractérisant les fondements de la croyance universelle à la gravité de la maladie, il dit que ces preuves se réduisent « *à de vagues assertions, au fait de l'opinion générale* (voire même bientôt la sienne), *à quelques faits mal confiés à la mémoire, et qui peuvent avoir été mal interprétés.* »

L'opinion générale fondée sur l'expérience, *c'est une grande erreur!*

Les résultats de la statistique elle-même, qui enregistre la mortalité, avec comme sans traitement, *ce sont de vagues assertions !*

Les autopsies de chaque jour dans les amphithéâtres, les recueils cliniques de tous les auteurs, ce sont des faits mal confiés *à la mémoire et mal interprétés!*

N'est-ce pas le sublime de la dérision? N'est-ce pas la tristesse dans l'âme qu'on transcrit de pareilles phrases et qu'on signale de pareils sophismes?

Nous en passons, et de meilleures!

§ VI.

Continuation du même sujet.— Appel de M. Grisolle en faux témoignage par M. Valleix. — Dualité de M. Valleix critique, et de M. Valleix auteur.

« Quant à nous, poursuit M. Valleix, nous ne pouvons nous empêcher de faire remarquer, car tout tend aujourd'hui à le prouver, que l'opinion qu'on s'était faite de la gravité de la pneumonie est exagérée.... »

Mais quel est donc *ce tout* qui tend à prouver que l'opinion sur la gravité de la pneumonie est exagérée? Ce sont sans doute les observations de M. Tessier. Et qu'est-ce qui prouve que la méthode d'Hahnemann n'est que de l'expectation pure? C'est que l'opinion qu'on s'était faite de la gravité de la pneumonie est exagérée. Voilà toujours la même logique de

M. Valleix, ou, du moins, celle qu'il a jugée digne des lecteurs de l'*Union médicale*.

« C'est la crainte inspirée par l'intensité des premiers symptômes qui a empêché M. Grisolle de pousser l'expérience jusqu'au bout. Ayant vu les symptômes s'aggraver, comme nous les verrons s'aggraver dans les cas cités par M. Tessier, il ne s'est pas cru autorisé à pousser plus loin l'expérimentation ; et ainsi il n'a pas pu observer la marche naturelle de l'affection dans toute sa durée. »

Ce n'était donc pas assez pour M. Valleix d'avoir cherché à dénaturer les faits cliniques qu'il devait respecter dans leur signification telle quelle ; ce n'était pas assez de s'être moqué de ses lecteurs au point de les supposer assez dépourvus de sens et de raison pour leur faire accepter les pauvretés et les vices palpables de sa façon d'argumenter; il fallait encore qu'il s'oubliât jusqu'à dénaturer l'opinion et les expériences de M. Grisolle, et jusqu'à invoquer son témoignage à faux. Il pouvait avoir des raisons pour agir de la sorte; mais rien n'excuse une telle conduite, que nous laissons aux lecteurs le soin de qualifier. Où donc a-t-il vu que M. Grisolle avait tenté des expériences de ce genre ? Nous avons parcouru le Traité de la pneumonie de cet auteur, et nous n'y avons pu découvrir rien de pareil à ce qu'indique le critique. En fait d'expériences pures, nous y avons trouvé les suivantes : M. Grisolle déclare (de la page 559 à 565) qu'il a abandonné à elles mêmes onze pneumonies bénignes, chez des sujets jeunes pour la plupart ; et il en a suivi la marche jusqu'à la fin de la convalescence. D'un autre côté, il a soumis treize cas de pneumonie bénigne, aussi semblables que possible aux précédentes , il les a soumis à un traitement antiphlogistique modéré. Puis, comparant ces deux ordres d'expériences, il dit que, dans la première série, la longue durée de la maladie, eu égard au peu de gravité des symptômes généraux et locaux, n'est pas un résultat favorable à la médecine expectante ; que, dans la seconde série, les évacuations sanguines ont abrégé la durée des symptômes. Comme conclusion, il ajoute que tout traitement, plus ou moins actif, est avantageux, soit pour abréger la durée, soit pour modifier la marche de l'affection, etc., etc.

Qu'y a-t-il, dans ces expériences sur la forme bénigne de la pneumonie, qui ressemble aux tentatives invoquées par M. Valleix ? Mais, bien plus, voici textuellement l'opinion de M. Grisolle sur la gravité de la maladie : « La pneumonie est une maladie *grave*. Le pronostic doit donc toujours être sérieux, même dans les cas où les premiers symptômes apparaissent sous une forme bénigne. *L'expérience apprend* que ces derniers, qui semblaient d'abord devoir céder à une médecine expectante, s'aggravent ensuite tout à coup, suivent une marche rapide, et ont souvent une issue funeste. » (*Loc. cit.*, p. 517.) Plus loin, à la fin de son article sur l'expectation, il ajoute : « Je le redis encore, quelque intéressant qu'il fût pour la science de connaître les résultats de l'expectation dans les pneumonies *graves*, je ne conseillerai à personne de la tenter ; car beaucoup de nos devanciers l'ont fait, et n'ont pu prouver qu'il fût avantageux de s'y soumettre. » (Gris., *loc. cit.*, page 565.)

« D'ailleurs, je n'ai jamais songé à me livrer moi-même à ces essais dangereux, et je ne conseillerai jamais à qui que ce soit de les tenter. » (Page 560.)

Est-ce clair ? ces citations ont-elles besoin de commentaire? Invoquées par M. Valleix à l'appui de ses assertions, est-il possible qu'elles en soient une condamnation plus explicite et plus accablante ? N'insistons pas davantage sur ce triste incident; car, si on aime à lutter contre une erreur de bonne foi, on n'aime pas à triompher longtemps d'une faiblesse de ce genre.

Il est un autre témoignage, tout récent, d'un des maîtres de la science, que nous devons invoquer à notre tour, à raison de son à-propos, et surtout de son importance. Le nom de M. Chomel porte avec lui sa signification et sa valeur, et nul ne contestera l'autorité d'expérience de ce célèbre praticien. Or, dans les leçons cliniques qu'il vient de publier, en janvier 1850, dans la *Gazette des Hôpitaux*, nous trouvons, comme exposé sommaire de sa longue expérience sur le pronostic de la pneumonie, « que la pneumonie doit être consi-

dérée comme une affection *très-grave et très-souvent mortelle.* »
Cette mortalité peut, dit-il, se résumer dans les proportions indiquées dans le tableau suivant :

Chez les très-jeunes enfants,	mortalité absolue.
De 16 à 20 ans,	rarement mortelle.
De 20 à 30 ans,	1 mort sur 11.
De 30 à 40 ans,	1 — 5.
De 40 à 50 ans,	1 — 3.
De 50 à 80 ans,	3 — 4.

Pour compléter la réfutation de M. Valleix, il ne nous reste plus qu'à l'en charger lui-même. Nous l'avons entendu, comme critique, nous dire : « On comprend comment tous ceux qui préconisent un traitement nouveau choisissent de préférence la pneumonie..... c'est une maladie faite exprès pour donner raison à tous ces inventeurs..... elle a une mauvaise réputation..... Est-il une maladie plus propre aux illusions thérapeutiques? Aussi la méthode expectante, l'évacuante, l'oxyde blanc d'antimoine (à vous, M. Trousseau), les saignées coup sur coup (à vous, M. Bouillaud), et même l'hydrothérapie, n'ont pas manqué d'expérimenter, et toujours avec les plus éclatants succès, sur cette précieuse affection. L'homœopathie ne pouvait manquer d'arriver sur ce terrain si favorable.... »

Elle y est, en effet, venue ; M. Valleix a grandement raison de nous l'apprendre ; voici pourquoi : « La gravité *incontestable* de la pneumonie, sous quelque forme que cette maladie se présente, suffit pour nous convaincre de l'*importance extrême* de son traitement. Il est bien peu de médecins qui croient pouvoir se passer d'une médication très-active, et qui *aient le courage* de faire de la médecine expectante en présence de symptômes aussi alarmants. » Suit une longue discussion sur la valeur comparative des diverses méthodes, toujours à raison de la gravité *incontestable* de l'affection et de l'importance *extrême* de son traitement. (Valleix, *Guide du Méd. praticien;* tom. I, page 455 et suiv. 2e édit. Paris, 1850.)

Ainsi, dans son livre, cette gravité est *incontestable ;* dans l'*Union médicale*, tout tend à prouver que l'opinion qu'on s'en est faite *est exagérée*.

Dans le *Guide du Médecin praticien*, cette gravité *incontestable* suffit pour nous convaincre de l'*importance extrême* du traitement. Dans l'*Union médicale*, c'est un *épouvantail*, c'est une maladie faite exprès pour donner raison à tous les traitements...

Nous n'ajouterons rien à ce simple rapprochement ; il en dit plus que toutes les dissertations possibles. Ce serait faire injure au bon sens du public que d'insister plus longuement sur cette question. Nous avons voulu seulement prouver une seconde fois que M. Valleix pesait à faux poids, et qu'il usait de deux espèces de balances. On dira peut-être, pour justifier une telle palinodie, que M. Valleix n'a changé d'opinion qu'après avoir pris connaissance des faits de M. Tessier. Mais il a prévenu lui-même une telle excuse en déclarant, dans le quatrième de ses articles, « que c'est la connaissance qu'ils avaient tous deux de ces observations qui les ont engagés, M. Marotte et lui, à laisser marcher des pneumonies qui leur paraissaient dans de bonnes conditions de guérison spontanée. » Or, les faits qu'ils citent datent du mois de janvier 1849, et le volume du *Guide du Méd. prat.* (2e édition) est de 1850.

Ainsi, jusqu'en 1848, la gravité de la maladie est *incontestable*. En 1849, d'après la connaissance des faits de M. Tessier, elle est un *épouvantail*.

En 1850, dans le *Guide du médecin praticien*, elle redevient *incontestable*. En 1850, deux mois plus tard, dans les articles de l'*Union médicale*, elle reparaît comme un *épouvantail*.

Que les lecteurs de l'*Union médicale* s'accordent donc avec ceux du *Guide du Méd. prat.*. sur les affirmations de M. Valleix. Les uns sont traités avec plus de révérence que les autres. Que M. Valleix accorde l'esprit *sévère* qui affirme une chose dans son livre aujourd'hui avec l'esprit *sévère* qui la nie demain dans ses articles. Pour nous, dans notre simplicité de jeunesse, nous ne pouvons y retrouver que le genre d'esprit que M. Tessier a combattu dans son Introduction sur les abus de la statistique en médecine. Enfin, pour la moralité de cette partie de la discussion, nous nous bornons à faire remarquer combien sont étranges les deux esprits qui composent M. Valleix, dont le premier affirme ce que le second condamne, et qui à eux deux sont la contradiction mise en œuvre et en permanence. Or, à cette manière d'être, à cette façon d'agir, on se suicide scientifiquement, et l'on ne réussit à démontrer clairement qu'une chose, à savoir : qu'on possède en réserve des vérités de rechange sur la même question, suivant la saison et le temps, suivant les hommes et les choses.

Nous aurions pu clore ici cette réfutation, déjà bien longue. Nous croyons avoir fait suffisamment ressortir le caractère de la critique, et démontré les erreurs matérielles sur lesquelles elle repose, pour qu'il semble inutile de la poursuivre dans ses développements ultérieurs. Ceux-ci, en effet, ne vont être que la continuation ou les corollaires de cette assertion fausse: La plupart des pneumonies du livre de M. Tessier sont des cas de pneumonie à forme légère; et de cette hypothèse : Cette maladie guérit, le plus souvent, toute seule. L'erreur des principes entraîne celle des conséquences. Or, c'est au point de vue de cette contre-vérité palpable de la bénignité des cas, et de cette supposition gratuite de leur guérison spontanée, que M. Valleix a examiné le rapport du traitement à la marche de l'affection dans les observations citées par son collègue. Donc il est évident que ce point de vue étant erroné, toutes les autres objections de détail qui s'en inspirent ou qui le supposent portent entièrement à faux.

Cependant, pour ne pas laisser passer sous silence un seul point de l'attaque, nous allons discuter, avec le plus de méthode et de clarté possibles, la série variée des objections secondaires. Nous verrons que, sous aucun rapport, M. Valleix n'y a été plus heureux que dans ses deux assertions principales.

§ VII.

Continuation de l'hypothèse de la guérison spontanée appliquée aux faits de M. Tessier. — Erreur de cette application démontrée par M. Grisolle. — Manière de M. Valleix de faire de la statistique.

Jusqu'ici, M. Valleix s'était tenu dans l'hypothèse générale de la guérison spontanée de la maladie. Il va maintenant appliquer cette hypothèse aux faits particuliers cités par son collègue, et s'efforcer de démontrer, par l'analyse de leur marche et de leur évolution, que cette hypothèse y est réalisée sous forme de loi expérimentale.

Laissons parler d'abord le critique lui-même : « Nous trouvons, dit-il, que, le plus souvent, les malades de M. Tessier sont entrés à l'hôpital du troisième au septième jour. Or, il y a ceci de bien remarquable, c'est que (sauf deux exceptions dont nous parlerons tout à l'heure), dans les cas où la pneumonie a paru céder au traitement au bout de 24 heures, ce traitement avait été commencé lui-même vers le 6e ou 7e jour de la maladie, ou un peu plus tard. Et, d'un autre côté, lorsque le traitement était commencé avant le 6e ou 7e jour, la maladie marchait jusqu'à cette époque, et ne commençait à décroître qu'à ce moment-là, ou un peu plus tard..... Cette coïncidence est très-remarquable dans le plus grand nombre des cas, comme on peut s'en apercevoir dans le tableau suivant. (Ce tableau est dans le n° du 9 juillet 1850 ; il ne comprend que 25 observations.) Si l'on se rappelle maintenant quel est le nombre des cas douteux que nous avons trouvés, et que l'on peut éliminer des cas qui restent, on verra qu'il en est bien peu (6 ou 7) dans lesquels les choses se soient passées tout autrement ; et ce petit nombre, dans lequel la maladie semble avorter, se retrouvera assurément dans la plupart des séries de faits observés en quelque endroit que ce soit, et principalement dans les hôpitaux éloignés du centre où l'on n'admet pas les cas les plus graves. »

Pour préciser et pour éclaircir cette objection, nous la traduirons de la manière suivante. D'après le critique, rien ne prouve que le traitement ait agi d'une manière quelconque dans ces faits de pneumonie, parce que, à quelque jour de la maladie que les malades aient été reçus à l'hôpital, à quelque jour que le traitement ait été commencé : dans la plupart des observations, on voit d'une manière uniforme l'affection s'aggraver jusqu'au 6ᵉ ou 7ᵉ jour, et, à partir de ce moment, s'améliorer et décroître. Une preuve frappante en est offerte, d'après lui encore, par ce tableau qu'il dresse de vingt-trois observations de M. Tessier, et où l'on voit clairement cette variabilité du début du traitement d'une part, et de l'autre cette constance et cette uniformité de l'amélioration, vers le 6ᵉ ou 7ᵉ jour de la maladie. Donc, conclut-il, dans tous ces faits, l'affection a suivi sa marche naturelle.

Ici, comme ailleurs, la réfutation est fort simple. Cette analyse supposée vraie et le tableau exact, ni l'un ni l'autre ne prouvent rien contre M. Tessier. Mais il y a plus, ils sont tous deux non-seulement scientifiquement erronés, mais encore matériellement faux.

Admettons donc, pour un instant, que cette analyse des faits soit exacte ; qu'il soit vrai de dire que, d'une manière uniforme, envers et contre le traitement, la durée régulière de la pneumonie, dans sa période ascendante, ait été de 7 jours. Que peut-on en conclure ? que la pneumonie, abandonnée à elle-même, tend à la résolution spontanée, à partir de ce 7ᵉ jour. C'est là, en effet, l'hypothèse de M. Valleix. Voyons, toujours en raisonnant au point de vue de l'état actuel de la science, si cette hypothèse résiste aux faits. Nous avons déjà fait observer que le critique avait dénaturé les expériences de M. Grisolle touchant la pneumonie abandonnée à elle-même. Ce sont précisément ces expériences que nous allons lui opposer.

En 1840, M. Grisolle a abandonné à elles-mêmes, chez des sujets *jeunes*, pour la plupart, onze pneumonies *peu étendues*, à symptômes généraux *bénins*, mais parfaitement caractérisées. En cherchant à y déterminer la durée des principaux symptômes, il a trouvé : 1° que les crachats sont restés *caractéristiques*, terme moyen, *jusqu'au* 9e *jour* (*bien près de* 10); 2° le point de côté n'a jamais cédé avant la fin du 7e, et s'est prolongé plusieurs fois jusqu'aux 20e, 25e et 27e jours. Durée moyenne, 15 jours. Chez quatre individus, la persistance de ce symptôme le força à recourir aux ventouses ; 3° le mouvement fébrile, *qui ne fut jamais considérable*, n'a guère cessé que vers le 10e jour ; 4° les phénomènes d'auscultation n'ont commencé à décroître que *vers la fin* du 2e septenaire, et ont d'ailleurs persisté, à différents degrés, jusqu'au 22e ou 30e jour. Il résulte de ces faits, ajoute M. Grisolle, que, dans les pneumonies *bénignes*, les symptômes locaux, l'engorgement pulmonaire surtout, ont une durée très-longue et nullement en rapport avec l'intensité de la fièvre et le peu d'étendue de la lésion. Il compare ensuite aux faits précédents 15 cas aussi semblables que possible, et dans lesquels on opposa à la maladie une ou deux saignées générales ou locales, du 1er au 6e jour de la maladie. Or, dans ces faits : 1° les crachats cessèrent d'être caractéristiques *48 heures après* l'emploi des évacuations sanguines ; 2° le point de côté, très-vif d'ailleurs, disparut *du* 2e *au* 12e *jour* au plus tard ; 3° la fièvre avait *complétement cessé vers la fin du* 7e *jour ;* 4° enfin, les phénomènes d'auscultation diminuèrent en même temps que la fièvre, et le poumon reprit, terme moyen, toute sa perméabilité, *au* 12e *jour*. (Grisolle, *Traité de la pneumonie*, page 560.)

Ces résultats sont catégoriques pour les pneumonies *bénignes*, et si M. Valleix avait tenu à se démontrer à lui-même la fausseté de son hypothèse sur la tendance naturelle à la guérison spontanée, à partir du 6e et 7e jour, il n'avait qu'à lire ces recherches et surtout à ne pas donner le change sur leur signification. La première série l'aurait éclairé suffisamment ; la seconde lui aurait appris le compte qu'il faut tenir du traitement. Nul doute qu'il eût évité d'écrire la proposition suivante, si diamétralement opposée aux résultats de M. Grisolle :

« Les observations de M. Tessier prouvent que parfois les

traitement énergique peut avoir un effet opposé à celui qu'on veut obtenir, et prolonger le cours et la convalescence d'une maladie qui aurait bientôt cédé d'elle-même. »

Il est donc évident que, lors même que l'analyse et le tableau du critique seraient vrais et exacts, sa conclusion hypothétique serait une erreur démontrée par les faits.

Mais, si les pneumonies bénignes se comportent comme M. Grisolle l'a prouvé, il est parfaitement logique d'affirmer que celles de forme commune, et à plus forte raison celles de forme grave, doivent avoir de toute nécessité une durée plus longue. Or, les observations de M. Tessier offrent, de fait, ces différents degrés de gravité. Donc, à suivre leur marche naturelle, elles auraient dû offrir une évolution à plus long terme. Or, d'après l'analyse même de M. Valleix, cela n'a pas lieu. Qu'en conclure? Le principe posé par M. Grisolle; « Que si l'expectation est nuisible dans les pneumonies bénignes, à plus forte raison le serait-elle dans les cas graves ; et la preuve d'action de tout traitement, c'est que celui-ci empêche la plupart d'entre elles de devenir plus graves ; c'est qu'il abrége singulièrement leur durée, quand il ne peut en empêcher la terminaison fâcheuse. »

Au reste, en voyant M. Valleix si malheureux dans ses hypothèses, l'idée nous est venue qu'il pourrait bien n'être pas plus heureux dans sa manière de grouper les chiffres et de compter. Or, en vérifiant le tableau qu'il a dressé, on y rencontre des erreurs involontaires (cela va sans dire), mais enfin des erreurs graves. Elles sont de deux sortes. Les premières sont relatives au jour d'entrée des malades, qui sert en même temps à fixer le début du traitement ; les secondes consistent dans sa manière de fixer l'intervalle entre ce début et le commencement de la décroissance de la maladie.

Sous le premier rapport, l'indication du début du traitement est erronée dans les 7e, 11e, 16e 18e, 19e, 29e, 30e, 32e, 34e, 36e, 37e, 38e, où ce début est marqué dix fois un jour plus tôt qu'il n'a été commencé, une fois six jours plus tôt (11e), une autre fois un jour plus tard (29e).

Ainsi, comme chacun peut le vérifier sur les observations, sur 25 chiffres qui composent ce tableau, 12 sont faux.

De plus, pour ce tableau, M. Valleix a choisi, comme il a voulu, 25 cas au milieu des 37 de guérison que contient le livre de M. Tessier. C'est donc 14 cas qu'il a laissés de côté, en vertu de son bon plaisir, parce qu'ils répugnaient plus que les autres, sans doute, à se plier à son hypothèse. Or, 12 erreurs d'un côté et 14 cas négligés de l'autre, font 26, et 26 sur 37 c'est plus que les deux tiers des faits qui se trouvent en dehors de sa prétendue marche naturelle. De bonne foi, est-ce donc par de tels procédés de soustraction qu'on prétend faire de la statistique *consciencieuse et sévère ?*

Quant au second genre d'erreur, il consiste en ceci. M. Valleix compte comme une journée entière le jour où commence le traitement, bien que ce traitement ne soit commencé qu'après la visite du soir, et qu'entre cette visite et celle du matin il n'y ait qu'une nuit d'intervalle. Entre cette visite du lendemain et celle du surlendemain, il ne s'écoule que 24 heures, et cependant M. Valleix compte deux jours qui, d'après lui, avec le jour d'entrée, font trois jours. Or, il ne s'est écoulé entre la première visite du soir et celle du surlendemain matin que 36 heures. 36 heures font trois demi-journées et non trois jours. Cette manière de compter, dans tous les cas, apporte une immense différence dans les résultats; il était important de la rectifier et de montrer encore une fois comment M. Valleix *pèse* et *compte* les faits.

Maintenant, si l'on prend les seules observations indiquées dans le tableau de M. Valleix, sans tenir compte des autres qu'il a passées sous silence, si l'on y compte les heures qui séparent le début du traitement du début de la décroissance, on trouve que l'amélioration commence, en moyenne, après 36 heures. L'amélioration après trois jours n'a lieu que dans un seul cas. La guérison y a lieu généralement au premier jour critique qui suit la rémission. L'influence des jours critiques se fait donc sentir dans ces cas, comme dans la seconde série des faits de M. Grisolle. Et quel plus bel éloge peut-on faire d'une méthode thérapeutique, quelle preuve d'action plus formelle peut-on invoquer en sa faveur? Mais nous n'entamerons pas une discussion sur les jours critiques avec M. Valleix, qui ne les admet pas. Nous nous bornons, pour le moment, à signaler l'influence de ces jours décisifs, 5e, 7e, 9e, 11e, 14e, dans la pneumonie, quel qu'en soit le mode de traitement. En outre, il est bon de noter d'avance, comme nous le prouverons bientôt, que la mortalité dans les cas de M. Tessier est près de moitié moindre que dans le traitement par l'émétique à haute dose.

Donc, à quelque point de vue qu'on envisage et l'analyse et le tableau du critique, tout y est faux, comme dans les objections antérieures. Ce qu'il a cru une démonstration de la nullité d'action du traitement, en est par soi la preuve la plus manifeste.

Désormais, après ces sophismes et ces erreurs entassés les uns sur les autres, M. Valleix n'en sera plus à chercher des arguments ou des raisons. Il va objecter tout ce qui s'offrira à son esprit, persuadé que ce sera toujours assez pour la nature de sa critique et le savoir de ses lecteurs.

§ VIII.

Suite de l'hypothèse de la guérison spontanée.— Fausse interprétation de la chute du pouls par M. Valleix. — Les cas de guérison spontanée qu'il cite ne prouvent rien. — Restriction de ses expériences. — Comparaison de ces faits avec ceux de M. Tessier.

M. Valleix, qui, pour la confection de son tableau, a choisi ses 25 observations comme il a voulu, au milieu de 57 cas de guérison, ajoute que, dans 6 ou 7 cas seulement, la maladie semble *avorter*, mais que ce petit nombre se trouve dans la plupart des séries de faits observés dans quelque endroit que ce soit, et principalement *dans les hôpitaux éloignés du centre, où l'on n'admet pas les cas les plus graves*.

Voilà encore une assertion gratuite et une erreur juxtaposées l'une à l'autre. Qu'est-ce donc pour le critique que les cas qui semblent *avorter?* Où et par quel traitement a-t-il vu les pneumonies céder du jour au lendemain? du jour au lendemain passer d'un état grave à un état voisin de la convalescence? Où a-t-il vu cette maladie avorter de cette manière? Ce n'est pas dans les pneumonies bénignes, témoins les expériences de M. Grisolle. Est-ce dans la forme commune? Mais il devrait ne pas se contenter de le dire, et nous indiquer où se trouvent ces séries de faits, dans *quelque endroit que ce soit*. Est-ce dans la forme grave? C'est sans doute à celle-là qu'il fait allusion dans ces deux lignes : « Ah! si l'on voyait sous l'influence de ce prétendu traitement (celui de M. Tessier) des symptômes très-graves : oppression, fièvre intense, etc., etc., cesser presque complétement du jour au lendemain, comme on le voit dans certains cas *sous l'influence de l'émétique*, on pourrait croire à l'efficacité de ces moyens thérapeutiques. » Où a-t-il vu du jour au lendemain s'établir ces états voisins de la convalescence? L'expérience journalière de tous les cliniciens dément sans réplique une telle exagération. Tout le monde sait combien de temps il faut insister sur l'emploi de l'émétique pour que cet état voisin de la convalescence s'établisse. Quelquefois, il est vrai, on obtient par cet agent des améliorations rapides; mais c'est dans la *méthode mixte*, c'est-à-dire lorsque son administration a été précédée d'émissions sanguines plus ou moins abondantes, et qui ont imprimé une dépression générale au mouvement fébrile et à l'orgasme inflammatoire L'action de l'antimoine n'est donc puissante et énergique que lorsque l'indication première a été remplie par les saignées ; et il ne faut pas rapporter au premier seul le bénéfice des deux moyens combinés ensemble et avec méthode. C'est là qu'est le secret de cette méthode mixte ; et M. Valleix, dans son livre, a insisté avec raison sur sa supériorité à l'égard de toute autre exclusive et partielle. Pourquoi donc, encore ici, à propos de cette action de l'émétique, contredire ou restreindre, comme critique, ce qu'il a formulé comme auteur?

De l'assertion sans preuves, passons à l'erreur accessoire, sur laquelle il l'appuie, en disant, comme il répète ailleurs à propos de la mortalité, que les hôpitaux éloignés du centre de

Paris reçoivent les cas les *moins graves*. M. Valleix serait fort embarrassé s'il lui fallait justifier cette affirmation que *tout le monde* sait être fausse. Les pneumonies du faubourg Saint-Germain sont plus graves que celles du faubourg Saint-Antoine, celles de la Pitié que celle de Beaujon !!! A qui donc espère-t-il faire croire une aussi arbitraire distinction ? C'est le premier des médecins des hôpitaux de Paris qui ait signalé cette différence à l'avantage des hôpitaux excentriques. Un fait certain, parfaitement établi, c'est que, dans les relevés de M. Grisolle, la mortalité est la même pour l'Hôtel-Dieu annexe (hôpital Sainte-Marguerite) que pour l'Hôtel-Dieu lui-même. S'il avait tenu à ce que son assertion ne passât pas pour erronée, M. Valleix n'avait qu'à nous faire part de la mortalité de cette maladie dans son service et à la comparer aux résultats obtenus par M. Grisolle à l'Hôtel-Dieu : il aurait eu par là un terme de comparaison précis, où il eût pu se convaincre du peu d'exactitude de sa nouvelle assertion.

Nous voici parvenus à la plus spécieuse objection de M. Valleix, celle sur laquelle il paraît avoir fondé les plus belles espérances pour le succès de sa critique. Ces espérances ne vont être bientôt qu'une illusion de plus à ajouter aux précédentes. Selon notre habitude, nous allons lui laisser d'abord la parole : « M. Tessier s'appuie principalement, pour faire ressortir les heureux effets de l'homœopathie, sur la chute du pouls survenue chez un certain nombre de malades traités par la *bryone* à la 6e ou 10e dilution. Eh bien ! s'il avait examiné ce qui se passe chez les sujets soumis tout simplement aux soins hygiéniques, il aurait trouvé cette chute du pouls à 58, 40, 44 pulsations, qui l'a tant étonné dans son traitement ; et c'eût été pour lui, comme pour nous, un nouveau motif de croire que le prétendu traitement n'était pour rien dans le résultat obtenu.

« Pour prouver ce que nous avançons, nous devons rapporter quelques cas de pneumonie qu'on a laissés marcher sans traitement. Ils sont tellement semblables à ceux qu'a rapportés M. Tessier, qu'on peut dire qu'ils sont *identiques ;* et nous croyons qu'après les avoir lus personne ne pourra douter que les pneumonies guéries sous les yeux de M. Tessier n'aient été des pneumonies tout simplement livrées à elles-mêmes. » Suivent : une observation recueillie dans le service de M. Marotte, une autre recueillie dans celui de M. Valleix : toutes deux publiées *in extenso ;* puis l'indication de quatre autres faits analogues, dans lesquels le pouls, au moment de la convalescence, serait également tombé très-bas.

Dans cette objection, M. Valleix fait allusion à un passage des réflexions qui terminent le chapitre de la pneumonie dans le livre de son collègue, et dans lequel ce dernier, interrogeant les faits pour en faire ressortir la fausseté de l'hypothèse de l'expectation, dit que le pouls subit, d'après ses observations, une influence extraordinaire de la *bryone.* Ce passage est *une des cinq* propositions que l'auteur oppose à cette hypothèse. M. Valleix affirme que c'est *principalement* sur la chute du pouls que son collègue s'appuie pour faire ressortir les heureux effets de l'homœopathie. Il commence donc, comme toujours, par dénaturer la pensée de M. Tessier, en lui prêtant une exagération de son invention à lui, critique. Secondement, M. Valleix dénature encore les faits relatifs à la chute du pouls, par une équivoque. Ces faits sont de deux ordres : le premier, relatif à la chute rapide du pouls peu après l'administration de la *bryone* ; le second, relatif à la rareté extrême du pouls, au moment de la résolution, chez certains malades qui, au début du traitement, présentaient de 110 à 120 pulsations. Il passe donc habilement sur le premier ordre de faits, qui est le plus concluant, pour ne présenter aux lecteurs que le second, qui l'est moins. Comme il dénature tout, il dénature jusqu'au chiffre des dilutions auxquelles la *bryone* a été employée. Où a-t-il trouvé la 10e ?

M. Valleix n'a pas vu la chose capitale : c'est que l'argument que M. Tessier tirait de la chute et de la rareté du pouls empruntait toute sa force au concours de ces deux circonstances : *chute rapide* et *rareté extrême.* S'il l'avait remarqué, il en aurait conclu, du même coup, que les observations qu'il cite ne sont ni identiques ni semblables à celles qu'il critique, et que, sous ce rapport encore, il est tombé dans une méprise.

Tout le monde sait que l'un des arguments dont on se sert pour démontrer l'efficacité du tartre stibié à haute dose est précisément la chute rapide du pouls, d'une part, et, de l'autre, sa rareté extrême au moment de la résolution. M. Tessier a attribué à la bryone ce que personne n'hésite à attribuer au tartre stibié. En cela a-t-il eu raison, oui ou non? Cette *chute rapide* et cette *rareté extrême* s'offrent-elles, oui ou non, dans la série des cas qu'il a traités? Voilà la question que M. Valleix a laissée de côté, et que nous allons établir, pour réfuter, du même coup, la prétendue identité de ses deux faits avec les observations de M. Tessier. Pour cela, nous allons reproduire le tableau général des cas de guérison que nous avons déjà dressé; mais, cette fois, au point de vue de la décroissance du pouls et de sa chute progressive, évaluées par des séries de 12 heures, à partir du début du traitement. C'est le seul moyen de faire apprécier cette chute progressive, et de répondre, une fois de plus, à l'argument du peu de gravité de toutes ces pneumonies. Une des choses les plus intéressantes dans ce tableau, c'est le peu d'influence du jour de la maladie où le traitement a été commencé sur cette décroissance progressive. Pour s'en convaincre, il suffit de comparer les colonnes successives où les pulsations sont marquées aux différences que présente la colonne des jours d'entrée.

DÉCROISSANCE DU NOMBRE DES PULSATIONS DANS LES PNEUMONIES TRAITÉES PAR LA MÉTHODE DE HAHNEMANN.

Nos DES OBSERVATIONS.	AGE DES MALADES.	SIÉGE ET ÉTENDUE de la PNEUMONIE.	Jour d'entrée des malad.	NOMBRE DES PULSATIONS AVANT ET APRÈS LE DÉBUT DU TRAITEMENT. Avant le traitement.	12 heures après.	36 heures après, 1 j. 1/2.	60 heures après, 2 j. 1/2.	84 heures après, 3 j. 1/2.	108 heures ap., 4 j. 1/2.	132 heures ap., 5 j. 1/2.	156 heures ap., 6 j. 1/2.		
1	23	Côté gauche, de la base au sommet.	4e	120	100	100	100	70	—	—	—	—	
2	36	Pneumonie double.	7e	130	—	128	105	105	105	95	80	70	
3	28	Côté gauche, 2/3 infér.	4e	124	112	108	100	70	70	60	—	—	
4	36	Côté droit, 2/3 supérieur.	9e	100	100	75	—	—	—				
5	14	Pneumonie double, à gauche surtout.	2e	120	120	110	80	70	70				
6	18	Côté gauche en totalité.	5e	110	90	70	—	—	—				
7	18	Côté droit en totalité.	5e	pas noté	124	84	68	—	—	—	—		
8	53	Côté gauche, 2/3 supér.	8e	84	84	80	76	64					
9 (*)	59	Côté gauche, partie moyenne.	1er	114	104	90	80	—					
11	61	Côté gauche en totalité.	9e	104	102	84	76	64	—	—			
12	67	Côté gauche en totalité.	1er	112	112	100	84	80	72	—			
13	47	Côté droit en totalité.	4e	120	100	90	84	80	72				
14	35	Côté droit, 2/3 supér.	6e	100	104	100	90	90	82				
15	48	Côté droit, 2/3 inférieur.	2e	120	116	100	80	72	—	—			
16	33	Côté droit, au sommet.	4e	112	112	88	76	—	—	—			
17	32	Pneumonie double.	2e	112	—	104	80	76	60	—	56		
18	29	Côté gauche, sommet.	3e	118	116	100	80	72	—	—			
19	35	Côté droit, 2/3 inférieur.	4e	120	—	—	100	76	—	60			
20	35	Côté gauche, partie moyenne.	2e	114	112	96	84	70	64	—			48
21	51	Pneumonie double.	7e	98	98	68	—	—	—	—			
22	35	Côté droit, sommet et partie moyenne.	8e	122	118	100	76	60	44	40			
23	26	Côté gauche en totalité.	4e	118	118	100	82	96	64				
24	42	Côté droit en totalité.	3e	120	120	116	—	108	84	64	56		
25	36	Côté droit en totalité.	2e	120	118	110	108	96	64	58	44		
26	43	Côté gauche, partie moyenne.	3e	100	—	92	72						
27 (*)	69	Pneumonie double.	2e	102	84	68	64	52					
29	16	Côté gauche, 2/3 infér.	6e	96	116-92	86	56	44	40				
30	60	Côté droit en totalité.	2e	120	112	112	112	92	104	80	80	80	76
31	33	Côté droit, 3/4 supér.	7e	104	108	104	96	72	64	60	60		
32	72	Côté droit en totalité.	8e	92	100	86	80	80	—	84	84	76	
33	70	Côté gauche en totalité.	6e	pas noté	100	64	60	60	60				
34	25	Côté droit en totalité.	5e	120	118	115	108	104	62	62	62		
35	59	Côté droit en totalité.	6e	93	100	95	75	70	65				
36	27	Côté droit en totalité.	5e	95	93	90	70	60					
37	36	Côté gauche, 1/3 infér.	5e	110	110	60	52	48					
38	43	Pneumonie traumatique, côté gauche.	2e	115	118	106	—	—	80	56	56		46

(*) L'observation n° 10 est supprimée ainsi que le n° 28, où les pulsations ne sont pas comptées.

Voilà à quelles pneumonies *graves* M. Valleix compare ses deux observations de pneumonie *bénigne* et les quatre analogues.

Une analyse exacte de ces deux observations démontre qu'aucune n'est semblable à celles de M. Tessier, ni pour l'âge, ni pour le siége et l'étendue de la lésion, ni pour les symptômes généraux, qui sont si peu marqués dans les cas de M. Valleix, qu'ils en offrent le type des pneumonies bénignes. Ainsi, le pouls, dans les deux observations citées, a été, comme *maximum*, dans l'une, de 92 pulsations ; dans l'autre, de 78 pulsations. Cela ressemble-t-il aux 100 et 120 pulsations des faits de M. Tessier ? Puis, au point de vue de la décroissance, elles présentent la progression suivante :

Jour d'entrée.	6e JOUR.	7e JOUR.	8e JOUR.	9e JOUR.	10e JOUR.
Dans la 1re observation.	92 puls.	100-96	88	72	48-44
Dans la 2e —	78 puls.	60	40-45	48-50	44

Ainsi, dans l'une et l'autre, le lendemain de la crise, le pouls tombe à 44 ; mais, comparées l'une à l'autre, quant à la décroissance, elles ne se ressemblent pas entre elles. Comparées à celles de M. Tessier, voyons si elles leur sont semblables et *identiques*, et sur quoi peut porter cette *identité*. Sur les 37, on en trouve quatre où le jour d'entrée, comme dans les cas de M. Valleix, a lieu le 6e jour.

	6e JOUR.	7e JOUR.	8e JOUR.	9e JOUR.	10e JOUR.	11e JOUR.
Dans la 1re observ.	100 p.	104 p.	100 p.	90 p.	90 p.	82 p
Dans la 2e —	96-116	92	86	56	44	40
Dans la 3e —	—	100	64	60	60	60
Dans la 4e —	95	100	95	98	70	60

Dans ces quatre cas, pas un seul ne ressemble aux autres.

Aucun n'est semblable à ceux de M. Valleix. Et que serait-ce si on établissait la comparaison avec les autres d'un jour d'entrée différent et d'une gravité plus considérable ?

Ainsi, âge, caractère des symptômes, siége et étendue de la lésion, décroissance du pouls, tout établit la non-existence de cette identité, et, cependant, M. Valleix conclut, de cette identité mystérieuse, à l'inefficacité de la méthode de Hahnemann. Sa conclusion n'est donc pas en rapport avec ses prémisses.

Mais ce n'est pas seulement au point de vue de la chute du pouls que M. Valleix a cité ces deux observations et mentionné les quatre autres ; c'est aussi comme preuve expérimentale de la guérison spontanée de la pneumonie.

A ce sujet, nous croyons avoir le droit d'adresser tout d'abord à M. Valleix un reproche capital. La loyauté lui faisait un devoir, non de citer ces 6 cas seulement, choisis exprès, mais de fournir au public une statistique exacte, un résumé complet de toutes les pneumonies qu'il a reçues dans son service depuis deux ans ; le nombre précis de celles qu'il a laissées marcher seules, et le chiffre de celles où il a été obligé de recourir à la saignée et au tartre stibié en face des progrès alarmants de la maladie, quoique en les soumettant tout d'abord à l'expectation, il les eût jugées d'avance dans de *bonnes conditions de guérison spontanée*. Pour établir un parallèle rigoureux, cette mention des cas abandonnés à eux-mêmes d'abord, puis traités énergiquement ensuite, était de toute nécessité. Pourquoi a-t-il passé sous silence toutes ces tentatives d'expectation, que nous savons être bien plus nombreuses que M. Valleix ne l'indique ? C'était pourtant le seul et unique moyen de savoir scientifiquement si cette expectation et la méthode de Hahnemann donnaient les mêmes résultats. Mais non-seulement il a soin de tenir tous ces faits à l'écart, mais, encore une fois, il en a dissimulé le nombre : c'est que, par cette expérience personnelle, par ces faits à lui propres, il savait qu'il allait démentir cette prétendue tendance à la guérison spontanée, et il en serait résulté une réfutation de son hypothèse par lui-même.

Mais, dira-t-il, en cessant l'expectation devant l'aggravation sérieuse du mal, j'ai agi sagement, pour ne pas faire courir des risques à la vie des malades. C'est vrai, c'est avoir agi sagement. Mais il n'a pas agi de même en ne mentionnant pas le nombre de ces tentatives infructueuses, et il s'est exposé à ce que, à raison du silence dont il couvrait le plus grand nombre, on ne prît pas ces 6 comme une expérimentation sérieuse et concluante.

Et puis, enfin, quel médecin oserait, au début de toute pneumonie, en pronostiquer la gravité future? Qui ne sait que la pneumonie a une marche insidieuse, et que tel cas, ainsi que l'a fait remarquer M. Grisolle, qui paraissait léger, présentera bientôt une extrême gravité? Comment se fait-il que, chez tous les malades de M. Tessier, on n'ait été forcé de recourir à une autre médication que la médication homœopathique, tandis que M. Valleix, en soumettant à l'expectation celles qui lui paraissaient *dans de bonnes conditions de guérison spontanée*, ait été obligé (nous insistons sur ce point à dessein), deux fois sur six, de recourir à un traitement énergique? Or, quand nous disons deux fois sur six, nous sommes au-dessous de la vérité (1).

(1) Un mot à M. Valleix à propos du malade passé de son service dans celui de M. Tessier. Il prétend avoir déclaré que ce cas *n'avait évidemment aucune gravité*. Je tiens à établir la vérité complète sur ce point, attendu que c'est sur ma demande que ce malade a été soumis au traitement par la bryone. J'en appelle au souvenir et à la loyauté de mes collègues à l'hôpital Sainte-Marguerite à cette époque, MM. Duhamel, Fatou, Roché, Gaillard. Voici le récit exact de ce qui s'est passé. M. Valleix et ses élèves, élevant sans cesse des doutes sur la précision du diagnostic des pneumonies traitées chez M. Tessier, et cela sans se donner la peine de venir les contrôler, puis sur les succès constants du traitement, je fis demander à M. Valleix, par MM. Duhamel et Gaillard, de vouloir me permettre d'administrer la bryone dans ses salles, sous ses yeux, à la première pneumonie qu'il y recevrait. M. Valleix y consentit. Le jour où ce malade entra à la salle Saint-Charles, MM. Duhamel et Gaillard vinrent m'annoncer qu'ils avaient une *belle pneumonie* de *tout un poumon*, bien constatée, et que M. Valleix, après cette constatation, voulait bien la laisser traiter par la médication hahnemannienne. Je me rendis donc à la salle Saint-Charles pour administrer la bryone, et j'y trouvai M. Valleix occupé à signer ses cahiers de visite. « Vous venez, me dit-il, traiter ce ma-

Au reste, ce fait de la guérison spontanée des pneumonies de gravité moyenne serait vrai, régulièrement établi par ces expériences du critique, qu'il ne prouverait rien contre les faits de pneumonies *très-graves* rapportés par M. Tessier.

lade ici; cela ne se peut pas. Faites-le passer dans votre service; pour moi je ne prendrai jamais *la responsabilité de pareilles expériences dans mes salles.*» Le passage s'effectua. M. Duhamel, son interne, fut chargé de recueillir l'observation avec soin, et tous les élèves vinrent chaque jour à la salle Saint-Benjamin assister à l'évolution de la maladie.

Voilà ce que j'affirme avoir été dit et fait. Le souvenir de mes collègues témoignera de l'exactitude absolue de ce récit, d'après lequel M. Valleix est fort loin d'avoir déclaré d'avance ou même d'avoir fait pressentir le *peu de gravité* du cas. Cette déclaration, un an après le résultat de l'expérience et après sa publication, ne peut être qu'une erreur de souvenir de la part de M. Valleix. Le mien est fort précis, d'autant plus précis que depuis cette époque j'ai eu l'occasion d'en rappeler toutes les circonstances, en présence de M. Battenberg, à M. Duhamel, qui en est convenu parfaitement, ainsi que de la conversation qui eut lieu entre lui, M. Fatou et moi à l'occasion de ce même malade.

Le jour où ce malade passa dans les salles de M. Tessier était un jeudi. M. Duhamel croyait si peu au succès du traitement, il avait été si peu question de la non gravité du cas, que, me prenant à parti, il me dit : « Vous êtes donc bien sûr de guérir ce malade promptement? — J'en suis si sûr, que je vous annonce pour dimanche la chute complète des principaux phénomènes. Tous les cas que j'ai suivis ont cédé, règle commune, le troisième jour du traitement; votre malade ne fera pas exception à cette règle. — Oh ! pour le coup, j'irai le dire à Rome. — Vous pouvez faire vos apprêts de départ. »

Le dimanche, comme l'observation le constate, le malade, après une crise, entrait en convalescence.

« J'ai tenu ma parole, lui dis-je ce jour-là; voulez-vous maintenant que d'ici à mardi, en continuant la bryone, on fasse tomber le pouls à quarante pulsations? — Oh ! la charge est par trop forte : nous verrons bien. »

Le mardi, M. Duhamel, à son grand ébahissement et à celui des autres élèves, enregistrait pouls, 40.

Nous rapportons ces détails, si peu importants qu'ils puissent être, parce qu'ils caractérisent nettement la situation d'esprit où nous étions tous à l'égard les uns des autres au moment et à l'occasion de cette expérience. Voilà pourquoi M. Tessier a dit que ce fait avait paru *décisif* à tous ceux qui l'ont suivi, dans les limites où *un fait isolé* peut l'être. S'il en eût été autrement, pourquoi, en outre des circonstances que j'ai rapportées, faire passer ce malade dans le service de M. Tessier? Pourquoi en faire recueillir l'observation? Pourquoi cette lecture à la Société médicale d'observation? Pour-

En résumé, ces 6 cas sont des exemples de forme *bénigne;* ils prouvent seulement que cette forme abandonnée à elle-même paut parfaitement guérir. Nul ne l'a jamais contesté, et M. Tessier moins que tout autre. Lorsque M. Valleix nous aura fourni la statistique complète de tous les cas, sans distinction, qu'il a essayé de laisser marcher seuls, alors seulement on saura ce qu'il faut penser de l'expectation. Jusque-là, ces six faits, choisis à plaisir, sont comme non avenus, et ne prouvent rien de ce qu'il en espérait. — Il en est de même pour la chute du pouls. Que, dans quelques cas de pneumonie bénigne, le pouls soit devenu très-rare après les crises terminales, cela est bon à noter; mais cela ne prouve pas plus l'inefficacité de la bryone que celle du tartre stibié. La chose capitale, c'est la décroissance progressive, si rapide du pouls, chez les malades traités par la méthode hahnemannienne, et la promptitude de la guérison dans des cas d'une gravité *très-réelle*, quoi qu'en dise M. Valleix. Or, sur cette partie, il est resté complétement muet, ce qui fait que son objection n'est pas plus sérieuse que les autres.

quoi M. Valleix n'a-t-il pas affirmé à ce moment devant cette Société que ce cas n'avait évidemment aucune gravité? Encore une fois, ses souvenirs le servent mal, et j'en appelle des miens à ceux de mes collègues.

A l'occasion de cette rectification, je prends la liberté d'en faire une seconde.

En énumérant les cas de pneumonies bénignes laissées à elles-mêmes, M. Valleix dit : « Nous avons encore observé cette chute du pouls chez un étudiant en droit, ami de M. Roché; *malheureusement l'observation a été perdue.* » Je puis affirmer à M. Valleix que cette observation n'a pas été perdue, *parce qu'elle n'a pas été prise.* L'ami de M. Roché est aussi le mien; et je tiens de lui que chaque jour il a été examiné, percuté, ausculté; mais qu'il n'a été pris aucune note écrite de sa maladie par personne. Par qui M. Valleix a-t-il été trompé? Est-ce par le même narrateur qui l'a si bien renseigné sur ce prétendu choix de malades pour le choléra, et que nous discuterons plus loin? La chose vaut la peine d'être éclaircie, parce que sa religion a été trompée.

§ IX.

Utopie de M. Valleix sur la prétendue *unité* de marche de la pneumonie. — Appréciation par lui des trois cas de mort ; erreur de pronostic. — Réfutation de son hypothèse par la statistique.— Conclusion sur le traitement de la pneumonie.

Rien ne démontre mieux l'efficacité de cette méthode dans la pneumonie que la nature des arguments employés par M. Valleix pour la nier. Son raisonnement n'est qu'un cercle vicieux permanent ; chacun de ses arguments, en particulier, est une erreur, ou un fait dénaturé, ou une hypothèse. C'est surtout par celle-ci que nous l'avons vu rechercher une soi-disant tendance de la pneumonie à la guérison naturelle, et, pour cela, poursuivre le fantôme d'*une* marche naturelle uniforme de cette maladie. Pour achever de dissiper cette illusion de son esprit, il ne nous reste qu'à lui rappeler que cette *unité* de marche est une pure utopie.

La pneumonie a une marche différente, suivant chacune des *formes* qu'elle revêt. Dans chaque forme, la marche se modifie encore suivant le degré, suivant l'âge, suivant la constitution des sujets, suivant le génie épidémique, suivant les circonstances au milieu desquelles le malade s'est trouvé. La marche est différente, suivant que la maladie tend à se terminer par la mort, par la guérison, par induration, etc., etc. Elle varie, enfin, suivant les complications qui peuvent survenir. Les anciens disaient : On peut mourir tous les jours dans les maladies aiguës ; mais on ne guérit qu'à jour fixe. Or, les jours fixes, ce sont les jours critiques. M. Valleix, qui n'admet pas ces jours critiques, parle néanmoins d'une tendance naturelle à la résolution vers le 7e jour. Les deux cas qu'il a cités nous présentent deux pneumonies terminées, l'une au 9e jour (jour critique), l'autre au 7e jour (jour critique), par des sueurs critiques. M Valleix prouve par là qu'il n'est pas bien fixé sur ce qu'il rejette et sur ce qu'il admet. Ce choix d'une seule période critique est donc encore une illusion et une assertion parfaitement arbitraire. Les jours critiques ou les périodes critiques dans la pneumonie ont lieu vers le 5e, 7e, 9e, 11e, 14e, 17e jour. On ignore absolument la marche de la pneumonie quand on ignore ces vérités élémentaires en pathologie. Mais personne n'a le droit, statisticien ou non, de rejeter sur la science même les lacunes de son savoir, ou les erreurs de ses croyances.

Au reste, un des inconvénients de la prétention à posséder exclusivement un esprit *sévère*, c'est une fâcheuse tendance à vouloir toujours faire la leçon aux autres, et à dédaigner tout ce qui n'est pas à l'horizon de son intelligence. M. Valleix n'a pas su éviter cet écueil. Il se pose sans cesse en modèle pour l'analyse et l'appréciation des faits; et, comme si ce n'était pas assez des procédés analytiques *consciencieux* et des affirmations *sévères* sur lesquels il a bâti toute sa critique, il devait couronner son œuvre par l'appréciation suivante des trois malades qui ont succombé.

« Sans prétendre, loin de là (le mot est charmant), que les trois malades de M. Tessier auraient guéri par la méthode ordinaire, nous disons qu'il s'est *volontairement* privé d'une chance heureuse, soit en employant cette méthode trop tard, soit en ne l'employant pas du tout. Dans un des trois cas de mort rapportés par M. Tessier, le tartre stibié a été mis aussi en usage; mais peut-être a-t-on tardé un peu trop ; et il n'est pas certain qu'employé deux jours plus tôt, concurremment avec les émissions sanguines, il n'eût pas sauvé le malade. Nous croyons aussi que M. Tessier désespère trop facilement de ses malades. Dans les deux derniers cas qu'il cite, la maladie était d'une extrême gravité, cela est incontestable; la mort était probable, sans aucun doute; mais elle n'était pas certaine, et *nous avons vu des cas de ce genre guérir par la méthode ordinaire.* »

Où donc M. Valleix a-t-il puisé ses remarques sur le premier cas? sans doute dans les réflexions dont M. Tessier a fait suivre l'observation de ce malade. Nous y renvoyons nos lecteurs, pour leur édification sur la *sévérité* d'appréciation du critique. Au lieu de s'en tenir à ces réflexions, et de les discuter scientifiquement, M. Valleix, inflexible dans ses procédés analytiques, insinue charitablement, et du plus grand sang-froid du monde, que ce malade est mort par la faute de M. Tessier, et que ce dernier désespère trop facilement de ses malades. Malheureusement, ces insinuations, dont chacun appréciera la bienveillance, et qui viennent si bien corroborer les précédentes, ne sont fondées que dans l'imagination du critique ou la *sévérité* de sa conscience. La leçon qu'il a voulu donner à son collègue va lui revenir tout entière, et ce sera à lui d'en faire son profit.

Pour appuyer son appréciation et son dire, M. Valleix rapporte en quelques lignes un succès qu'il a obtenu dans un cas grave. Or, que peut avoir de commun ce fait avec ceux qui sont décrits dans le livre de M. Tessier? Ici, il s'agit de deux pneumonies arrivées *certainement* à la suppuration au moment où elles sont entrées à l'hôpital, et, par conséquent, vouées à une mort certaine. Quoi qu'il en dise, M. Valleix *n'a jamais vu guérir* des cas de ce genre, et personne ne l'a vu plus que lui. Afin que le public puisse en juger pièces en main, voici la première de ces deux observations :

Le 15 juillet 1848 est entré, à la salle Saint-Benjamin, n° 2, le nommé Causse (Louis-Charles), vidangeur, âgé de 60 ans, de forte constitution et d'une bonne santé habituelle. Il est malade depuis huit jours. Dès le début de sa maladie, il a été en proie à la fièvre, avec toux, crachats sanguinolents et point douloureux sous l'aisselle gauche. Jugeant son état peu grave, il n'avait réclamé le secours d'aucun médecin et s'était contenté de garder la diète, le repos et le lit, de prendre de la solution de gomme jusqu'à la nuit dernière, où sa prétendue indisposition ayant pris un caractère plus grave il s'est fait transporter ce matin au bureau central.

Ce sont là les seuls renseignements généraux qu'il soit possible d'obtenir à travers les réponses *incohérentes*, *difficiles*, *inachevées*, que nous fait ce malade une heure après son entrée.

Il est d'une faiblesse extrême. La face est pâle ; le front couvert d'une sueur visqueuse ; la langue sèche avec enduit noirâtre ; les dents et les lèvres fuligineuses ; peau aride et brûlante, pouls vite, petit ; respiration très-gênée ; sentiment d'oppression pénible, surtout dans le côté gauche de la poitrine. Toux rare, difficile ; crachats diffluents, jus de pruneaux. Pour examiner la poitrine, on est obligé de soulever le malade sur son séant et de l'y maintenir ; après quoi il retombe comme une masse inerte dans le décubitus dorsal. La percussion fait constater une matité absolue dans les deux tiers postérieurs et inférieurs du thorax à gauche. A l'auscultation, on entend du souffle dans ces mêmes points, entremêlé, surtout à la base, de râles muqueux, gras et humides, avec bronchophonie. Hydros ; un julep bryone et un julep carbo-végét. 12. Large vésicatoire en arrière sur le thorax.

Vers dix heures du soir, l'oppression redouble ; les mains sont froides et les ongles des doigts offrent une teinte cyanosée. La face est grippée avec sueurs froides au front et aux tempes. Partout ailleurs la chaleur de la peau est sèche. Pouls petit, très-vite. Toux rare ; l'expectoration est supprimée ; le délire augmente. Le lendemain matin, 16, mort.

A l'autopsie, faite trente heures après le décès, on trouve un épanchement purulent d'environ 120 grammes dans la cavité pleurale gauche. Le lobe inférieur du poumon correspondant est recouvert de fausses membranes et présente dans son entier une infiltration purulente.

Cette observation doit être catégorique pour tous ceux qui ont l'*habitude du malade*. Notons, en passant, que M. Valleix eût dû la citer en preuve de son assertion que les hôpitaux excentriques, en outre des malades qui leur arrivent directement, ne reçoivent pas du bureau central les cas les plus graves. Quant à l'incident en question, voyons si, dans le fait qu'il invoque, il s'agit, comme dans cette observation, d'une pneumonie arrivée au 5e degré. « Il y avait, dit-il, dans son fait, délire, coma, abattement des forces, au point que le malade ne pouvait se tenir sur son séant ; le pouls était tellement irrégulier et inégal, qu'il manquait une pulsation sur trois, et que les battements du pouls étaient tantôt filiformes, tantôt un peu *élevés* et *durs ;* les battements du cœur étaient tumultueux; le malade toussait à peine, et avait à peine la force d'expectorer; les crachats étaient *visqueux*, *très-adhérents*, *marmelade d'abricots*. La matité et la respiration bronchique occupaient les deux tiers du poumon gauche. La langue était sèche, brune, fendillée, comme grillée. Ce tableau ne peut laisser aucun doute sur la gravité de cette pneumonie; et cependant, l'amélioration qui a eu lieu au bout de 36 heures après deux saignées, des ventouses scarifiées, la potion stibiée, ne s'est pas démentie ensuite... »

Ce fait de M. Valleix prouve parfaitement qu'il y a des pneumonies graves qui guérissent par la méthode ordinaire. Mais qui a jamais prétendu le contraire? Dans les faits de M. Tessier, il y a plus : il ne s'agit pas de pneumonies *graves seulement*; ce sont deux pneumonies suppurées et arrivées à l'*agonie*. Qui donc a jamais vu un traitement quelconque ressusciter les morts?

Ainsi, cette leçon de M. Valleix est perdue, par le fait, pour l'instruction de son collègue. Elle ne le sera pas sans doute pour la sienne. Une autre fois, nous osons l'espérer du moins, il n'affirmera plus avoir *vu guérir* des cas de pneumonie comme les deux dont il s'agit; autrement, il mettrait le comble au tort immense qu'il a déjà fait, dans toute cette discussion, à ses connaissances en matière de séméiotique et de thérapeutique.

Enfin, nous arrivons à la dernière assertion du critique sur la question des pneumonies. La discussion de ce dernier point relatif à la statistique servira en même temps à poser les résultats généraux des expériences de M. Tessier.

« M. Tessier, s'écrie M. Valleix, sans prendre garde qu'il met un pied dans la statistique, ne manque pas de citer la mortalité considérable observée par quelques médecins....... que s'il avait voulu absolument comparer sa mortalité à celle des autres, que ne prenait-il celle qui est indiquée dans l'ouvrage de M. Grisolle? Là il aurait trouvé un meilleur point de comparaison, mais qui lui aurait été moins favorable, comme chacun peut s'en assurer. »

M. Tessier, d'abord, n'a fait ni statistique ni comparaison

et c'est à tort que M. Valleix l'accuse d'avoir voulu *sans doute* opposer sa faible mortalité à celle de M. Louis. Si M. Valleix avait lu les réflexions qui terminent le chapitre de la pneumonie, il aurait su par quels motifs son collègue n'a pas fait de statistique, et cela lui aurait évité les fausses suppositions auxquelles il s'est livré, et le nouveau malheur de citer une dernière fois M. Grisolle contre lui. « On me dira peut-être, écrit M. Tessier, que j'aurais dû analyser ces observations réunies à celles que je n'ai point rapportées (parce qu'elles n'ont point été rédigées), et présenter un résumé statistique. Je me suis gardé de procéder de la sorte, bien que ce soit la mode. Les chiffres parlent quelquefois plus affirmativement que ne pense celui qui les additionne ; c'est ce que je veux éviter avant tout. Si j'avais fait une statistique, il serait demeuré constant que tous les malades entrés dans mon service, avant la suppuration, ont guéri, à l'exception d'un seul. Ce nombre de guérisons, comparé à celui qu'on obtient par la méthode ordinaire (saignée, antimoine, vésicatoires), donnerait à cette dernière une infériorité dont je ne suis pas encore assez convaincu pour l'affirmer, sous quelque forme que ce soit. Si je ne faisais pas moi-même ce rapprochement, d'autres le feraient à ma place, et l'inconvénient serait le même. J'ai voulu éviter une conclusion prématurée, par la raison bien simple que le procès n'est pas suffisamment instruit pour moi, et que ma conviction n'est pas complétement formée.

« Je ne veux point comparer les résultats de la méthode de Hahnemann avec ceux des autres méthodes. Je le ferai plus tard... c'est un travail tout autre que celui-ci... enfin, quand je voudrais faire cette comparaison, je n'en trouverais pas les éléments. En effet, la plupart des statistiques publiées sont destinées à démontrer la supériorité, soit des émissions sanguines, soit du tartre stibié, soit des vésicatoires, sur chacun des deux autres moyens. Chaque auteur a exprimé en chiffres ses prédilections ou ses répugnances.

« Si l'on veut comparer les deux méthodes, il faut que l'une et l'autre ait été employée dans toute sa puissance, avec toutes ses ressources et toutes ses conditions de succès. Or, qu'on me montre une statistique de pneumonies ainsi traitées. Ceux qui les traitent bien ne les comptent pas. »

Ce n'est donc pas en vue de cette comparaison que M. Tessier a parlé de la mortalité considérable de quelques médecins. Seulement, à l'occasion de la gravité de la maladie en général, il a dit qu'une maladie dans laquelle les relevés de M. Louis donnaient 52 cas de mort sur 106 malades était une maladie grave. Que le lecteur enregistre cette dernière hypothèse du critique, et avec elle la dernière erreur matérielle qui suit.

Il a fallu, en effet, que M. Valleix comptât singulièrement sur l'ignorance de ses lecteurs, ou sur la confiance que sa parole pouvait leur inspirer, pour oser en appeler du résultat général des recherches de M. Tessier à la statistique de celles de M. Grisolle. Cette comparaison, que notre maître n'a pas faite, nous allons la faire pour lui, *et nous assurer si elle lui est moins favorable que celle de M. Louis.*'

Voici le parallèle demandé par M. Valleix.

M. Grisolle a traité à l'hôpital Sainte-Marguerite 44 cas de pneumonie; il a perdu 6 malades, ce qui donne environ un 7e de mortalité. L'âge moyen de ses malades était de 37 ans.

M. Tessier a traité à l'hôpital Sainte-Marguerite 40 cas de pneumonie. Trois malades ont succombé. L'âge moyen de ses malades était de 40 ans.

M Grisolle dit, en terminant son livre : « Les malades chez esquels on a suivi la méthode de traitement que je proclame la meilleure n'ont présenté que la mortalité d'un huitième. » M. Valleix peut s'assurer, à l'aide d'une simple division, que la mortalité de M. Tessier n'a été que d'un treizième, soit 3/40. Il n'y avait donc rien à redouter de la comparaison de ce dernier résultat avec ceux de M. Grisolle.

Il y a plus encore. En poursuivant cette comparaison jusqu'à ses limites extrêmes, on arrive, comme on va le voir, à d'autres résultats bien plus imprévus encore pour M. Valleix. Les pneumonies *bénignes* étant, d'après M. Grisolle, les seules qu'on puisse impunément abandonner à elles-mêmes, pour rendre encore la statistique plus rigoureuse et plus sévère, éliminons-les des résultats. Or, sur 504 cas de pneumonie que cet auteur analyse dans son livre, il n'a observé que 24 cas *bénins ;* c'est donc à peu près le dixième, par rapport à la totalité des malades. En portant cette proportion à ce chiffre, nous faisons toutes les concessions possibles. D'un autre côté, si nous éliminons encore les malades qui entrent à l'agonie d'une pneumonie suppurée, et dont la proportion est d'environ un vingtième, il restera 17/20 ou 85 pour 100 de pneumonies, sur lesquelles le traitement pourra être étudié dans ses résultats. Les pneumonies bénignes et les agonisants étant ainsi éliminés, les relevés de M. Grisolle se réduiront à 258 malades au lieu de 504, et sa mortalité à 28 pour 258, au lieu de 45 pour 504, ce qui ferait 1 sur 9, au lieu de 1 sur 7.

En faisant les mêmes éliminations sur les 40 cas de M. Tessier, la méthode de Hahnemann donne 1 mort sur 34, sur des malades d'un âge moyen de 40 ans, par conséquent, plus âgés que ceux de M. Grisolle.

M. Valleix veut-il, maintenant, que nous raisonnions dans l'hypothèse de la pneumonie abandonnée à elle-même, abstraction faite, autant que possible, de toute action de traitement? Prenons les résultats fournis par le traitement le moins efficace, d'après les statisticiens eux-mêmes. C'est le traitement, à peu près exclusif, par la saignée employée, comme on dit, *rationnellement*. Dans les relevés de M. Louis, ce traitement a fourni 28 morts sur 78 malades ; dans ceux de M. Grisolle, 18 pour 30. L'âge moyen des premiers étant de 45 ans ; l'âge moyen des seconds de 49 ans. En admettant ces faits comme l'expression approximative de la mortalité dans la pneumonie abandonnée à elle-même, au-dessus de l'âge de 50 ans, cette mortalité serait de 46 pour 108, soit au moins 40 pour 100.

Supposons, maintenant, malgré toute la réfutation précédente, que la méthode de Hahnemann n'est que l'expectation pure et simple; et comparons la mortalité qu'elle a donnée aux résultats de ci-dessus. Chez 50 malades au-dessus de l'âge de 50 ans, et ayant en moyenne 50 ans, nous trouvons que la mortalité est de 5 pour 50, c'est-à-dire de 10 pour 100, au lieu de 40 pour 100, comme chez M. Grisolle et chez M. Louis.

Voilà donc les désirs de M. Valleix accomplis. Après cette condamnation accablante de son assertion dernière, l'esprit le plus prévenu ne pourra conserver l'ombre d'un doute sur l'illusion perpétuelle du critique dans tout le cours de son attaque. Les malheurs successifs de sa science d'occasion, de sa façon de raisonner, de sa manière de compter; toutes les mésaventures de ses appréciations des faits, les travestissements divers de l'opinion et des faits de son ami, M. Grisolle, tout cela n'eût formé qu'une œuvre inachevée sans le couronnement de rigueur réclamé de la statistique. Qu'il aille maintenant recueillir les compliments de son maître sur la *sévérité* de sa science, et les remercîments de son ami sur son respect religieux et sa connaissance approfondie des travaux de ce dernier.

Quant à nous, après avoir laissé, presque partout, la tâche à M. Grisolle de réfuter M. Valleix, nous n'avions mieux à faire que de le rejeter, par lui encore, du dernier refuge de sa négation. A l'heure extrême de la détresse et du malheur, les derniers devoirs sont, du reste, du seul ressort de l'amitié, et rien ne doit mieux valoir qu'un statisticien pour en réfuter un autre.

Nous arrêtons ici cette controverse sur les observations de pneumonie. Nous y avons trop insisté peut-être; mais, pour mettre le lecteur à même d'asseoir un jugement régulier sur les attaques de M. Valleix, il fallait passer en revue (sans en excepter un seul) tous les arguments fonciers de la critique. Un seul nous a échappé, c'est celui de l'*aggravation* du mal, jusqu'au moment du traitement, signalée par M. Tessier comme une des preuves de l'influence de ce traitement, et niée, puis admise par M. Valleix en ces termes : « Dans la *grande* majorité des cas, cela s'est passé ainsi ; mais il y a cinq observations qui nous laissent dans le doute à cet égard; et, dans la 22e, il y a eu amélioration avant le traitement; car, dans le fait, le jour de l'entrée, la toux, de très-fréquente, *était devenue très-rare*, et le point de côté *avait entièrement disparu* (1). » Cette remarque ne méritait donc pas une réfutation, puisqu'elle ne portait pas sur la grande *majorité des cas.*

En résumé, ce long débat peut se réduire aux points fondamentaux suivants :

Pour dénier toute efficacité à la méthode hahnemannienne dans ces guérisons de pneumonie, M. Valleix a procédé de la sorte : 1° il a *affirmé*, sans preuves, que les cas cités par M. Tessier n'offraient pas de gravité réelle ; de plus, que quatre observations n'étaient que des bronchites ; 2° il a posé comme chose, que *tout* tend à prouver aujourd'hui que l'opinion qu'on s'était faite de la gravité de cette affection était exagérée ; que celle-ci, dans la majorité des cas, avait une tendance à la solution naturelle vers le 7e jour, ce que démontraient les faits de M. Tessier et quelques cas analogues cités par la critique ; 5° enfin, que rien n'indiquait une action quelconque du traitement dans ces observations, et que toutes

(1) Un mot pourtant sur la vingt-deuxième observation. Que le lecteur en prenne connaissance dans le livre, et il verra un nouvel exemple du procédé spécial à M. Valleix pour analyser et apprécier un fait. Chez ce malade, la toux et l'expectoration sont rares le jour de l'entrée, c'est vrai ; mais tout le monde sait que lorsque les symptômes d'une pneumonie sont très-intenses ensemble et isolément, lorsqu'ils vont tous en s'aggravant, et qu'un seul d'entre eux, l'expectoration, se supprime, c'est un signe fâcheux d'imminence de suppuration. Eh bien ! c'est dans un cas où ces conditions sont réunies au plus haut degré que M. Valleix *interprète* la suppression en signe d'amélioration !

Du reste, cette cessation ou cette diminution à partir de ce jour-là, telles que M. Valleix le fait entendre, ne sont pas vraies. La toux et les crachats augmentent de fréquence tous les jours, à partir de l'entrée, et à mesure que l'amélioration se prononce.

Quant au point de côté, il est dit : « Point de côté à peine douloureux, non plus à l'hypocondre, mais en arrière et à droite vers la base du poumon. Dans la toux seulement, la douleur *est perçue vivement.* » Or, un point de côté déplacé, est-ce un point de côté disparu ?

En outre, les deux nuits qui suivent l'entrée de ce malade, on note une exacerbation nocturne grave, alternant avec de légères rémissions diurnes. A ce jour d'entrée, le malade est dans un tel état, qu'il faut attendre quatre jours pour recueillir de sa bouche l'histoire des antécédents mentionnés au début de l'observation. Voilà ce que M. Valleix appelle une maladie en voie d'amélioration le premier jour du traitement !

ces guérisons étaient le pur effet de la marche naturelle de la pneumonie.

Contre cette thèse, nous avons établi : 1° la preuve matérielle, irréfragable, de la gravité des pneumonies observées et citées par M. Tessier ; la légitimité du diagnostic de ces 4 observations, où l'erreur était tout entière du fait de M. Valleix; 2° nous avons démontré que, dans l'état actuel de la science, au lieu de tendre à prouver cette prétendue bénignité, *tout* confirmait l'opinion traditionnelle et générale de la gravité de la pneumonie; que la tendance à *une* solution naturelle uniforme était une *utopie* démontrée par l'expérience, et une négation des éléments de l'histoire de cette maladie ; 3° les faits cités par M. Tessier, d'une gravité incontestable, pour la plupart, et sans la moindre analogie avec l'expérimentation tronquée de M. Valleix, disent tous qu'environ 36 heures après le début du traitement, la rémission s'établit et se manifeste par la chute des phénomènes d'ensemble, par la chute progressive du pouls, et ne s'arrête plus qu'à la guérison ; ils disent que la suppuration n'est arrivée chez aucun des malades (un seul excepté) qui ne la présentaient pas au début de ce traitement; enfin, que, comparés aux résultats de toutes les autres médications, ceux de cette méthode ont, dans la limite de ces faits confirmés, d'ailleurs, par l'observation ultérieure, une supériorité décisive.

De ces considérations ressort cette conséquence forcée : c'est que la méthode de Hahnemann paraît exercer l'influence la plus manifeste sur la marche des symptômes et la terminaison de la pneumonie. C'est la seule conclusion, pleine de réserves, de M. Tessier.

§ X.

Recherches cliniques sur le choléra.— Fausses imputations de M. Valleix.

Sur la question de la pneumonie, le livre de M. Tessier ne contient que le procès-verbal de 40 observations, livrées sans commentaires à l'appréciation des médecins. Le chapitre sur le choléra est, au contraire, une étude analytique de cette maladie, entreprise par l'auteur dans le double but de démontrer, contre le préjugé commun, que le choléra est aussi bien connu que toute autre maladie grave, et que son traitement peut s'établir sur des bases scientifiques.

Or, partout et toujours, la question de nature d'une maladie a été résolue par l'étude des phénomènes qui la caractérisent ; et ceux-ci ont été considérés aux deux points de vue distincts de la physiologie et de la pathologie. M. Tessier parcourt donc les diverses fonctions de l'organisme qui sont frappées dans le choléra, et décrit le caractère des altérations que chacune subit en particulier, et qui portent, soit sur l'intime profondeur de la vitalité de chacune, soit sur leur ensemble ou leur système de coordination. Ce premier travail d'analyse physiologique une fois esquissé, il cherche à déterminer l'ordre suivant lequel ces phénomènes se groupent et se combinent pour former un tout régulier, c'est-à-dire des formes distinctes, des variétés d'une même unité morbide.

Ainsi considérés suivant leur mode de succession et d'association, ces phénomènes lui paraissent s'offrir régulièrement sous quatre types principaux, et, par là, constituer quatre formes distinctes de choléra : 1° la *cholérine* et ses variétés de degré, dans laquelle les altérations fonctionnelles portent surtout sur les voies digestives, sans grave atteinte des fonctions animales et vitales ; 2° le *choléra franc*, qui sert de type à la description du choléra, et qui se compose de trois périodes principales : les prodromes, la période algide, la période de réaction, offrant chacune une prédominance de telle catégorie de symptôme ; 3° *la forme ataxique*, caractérisée surtout par l'incohérence des phénomènes entre eux, par l'altération du système de coordination des fonctions, et présentant une période algide irrégulière, une période de rémission incomplète, enfin une période nerveuse ; 4° *la forme foudroyante ou cyanique d'emblée*, dans laquelle l'invasion de la maladie a lieu subitement et simultanément par les altérations des fonctions animales, vitales et naturelles.

De cette analyse des phénomènes propres au choléra dans leur mode d'association, de cette détermination précise des formes de la maladie, et, par conséquent, de la solution aux diverses questions de marche et de terminaison que chacune présente à résoudre ; enfin, de cette étude de chaque symptôme et de chaque lésion modifiés suivant les formes auxquelles ils se rattachent, M. Tessier conclut que tous les problèmes de diagnostic et de pronostic de cette maladie sont résolus de fait, aussi bien et aux mêmes titres que ceux de toute autre maladie.

Ces premières données établies, il passe directement à la partie principale de ses recherches, à la question du traitement. Ce paragraphe, relatif à l'analyse thérapeutique, nous paraît si important, et comme critique des méthodes banales de traitement, et comme exposition scientifique de la réforme de Hahnemann appliquée à une maladie donnée, que les lecteurs nous sauront gré peut-être d'en transcrire ici les principaux passages. Ce sera, d'ailleurs, une occasion favorable de démontrer au préjugé, qui l'ignore, quel est le vrai caractère de cette réforme, et aux lecteurs de M. Valleix le procédé déplorable suivant lequel on a traité sous leurs yeux l'idée foncière de cette réforme, et les recherches médicales de M. Tessier pour la légitimer en science pure et en application.

« Les analyses qui précèdent ont, je crois, suffisamment établi que, sous le rapport de la physiologie et de la pathologie, le choléra-morbus nous était aussi bien connu que les autres maladies graves. Il me reste à prouver que l'on peut établir le traitement sur des bases vraiment scientifiques. Nous ne voulons pas dire par là que le traitement sera constamment efficace, les faits nous donneraient un démenti formel ; nous disons seulement que l'on peut établir scientifiquement les indications et les médications correspondantes, donner la raison des succès et des insuccès obtenus, enfin, déterminer ce qui est fait et ce qui reste à faire. Commençons par les faits ; nous donnerons après l'exposition de la méthode. »

Suivent les observations, suivant l'ordre de date d'entrée.

des vingt premiers malades reçus dans le service, les observations ultérieures n'ayant pu être recueillies, à cause de la multiplicité des cas au moment de la recrudescence de l'épidémie. Ces 20 cas sont fournis comme exemple de l'application de la méthode de Hahnemann à cette maladie.....

« Cela ne suffit pas, dit M. Tessier, à la démonstration de la proposition que nous avons avancée; il faut exposer en elle-même la méthode qui a été suivie. C'est toujours l'application de la formule générale du rapport des indications aux médications positives; mais, comme tout le monde prétend faire de la médecine rationnelle, c'est-à-dire baser la thérapeutique sur les indications, il est nécessaire de montrer en quoi la thérapeutique scientifique diffère de la thérapeutique arbitraire, en quoi les indications et les médications positives, basées sur l'expérience, diffèrent des indications et des médications hypothétiques. Les deux méthodes ont été appliquées au traitement du choléra; nous pouvons les analyser l'une et l'autre, les comparer, les juger. Ce n'est pas sans avoir fait ce travail que nous avons adopté l'une de préférence à l'autre..... Commençons par exposer les applications de la médecine rationnelle, hypothétique, classique. Les procédés varient beaucoup dans cette méthode : les uns, en effet, appellent *indications* les explications qu'ils donnent de la maladie; les autres ont, pour toutes les maladies, certaines indications banales qui répondent à cinq ou six médications corrélatives. D'autres font de chaque symptôme l'indication spéciale d'une médication particulière; d'autres, enfin, tirent leur indication de la nature intime, de la cause inconnue et inconnaissable de la maladie, et cherchent le spécifique dont l'action inconnue triomphera de la nature inconnue de la maladie. Toutes les écoles ont fourni leur contingent dans le traitement du choléra.

« La nature du choléra, a dit Broussais, consiste dans une gastro-entérite..... Donc il réclame les antiphlogistiques sous toutes les formes..... La nature du choléra, pour d'autres, consiste dans le relâchement des pores de l'intestin; donc il faut, d'après cette hypothèse, opposer les astringents à ce relâchement. Il ne reste plus qu'à trouver un bon astringent qui accepte le rôle qu'on veut lui faire jouer. Le choléra, pour certains esprits, est un *empoisonnement* évident. Dans cette supposition, l'indication devrait se tirer de l'espèce du poison ; mais il n'en est pas ainsi. Le choléra résulte de l'action sur l'économie d'un poison *inconnu*. Il n'y a donc pas à s'occquiéter du contre poison. Seulement, comme le poison inconnu a dû pénétrer dans le sang, il faut l'en faire sortir par tous les couloirs, et, à cet effet, exciter toutes les sécrétions..... Cette thérapeutique est la contre-partie de la précédente, de celle qui cherche, au moyen des astringents, à combattre le relâchement des pores, et qui trouve que la nature fait abus de ses ressources curatives.

« L'hippocratisme moderne n'est pas plus embarrassé par le choléra que par tout autre maladie. D'ailleurs, à ses yeux, il n'y a point de maladies ; il n'y a que des malades. Le malade donc présente-t-il des signes de pléthore, on le saigne ; présente-t-il les signes de polycholie, vomitifs et purgatifs ; présente-t-il des symptômes adynamiques, donnez-lui des toniques ; présente-t-il des phénomènes ataxiques, donnez-lui des nervins..... Cette méthode est d'autant plus certaine, qu'elle s'applique à toutes les maladies possibles. Quand on a pris l'habitude de *manœuvrer* (c'est le mot consacré) ces quelques médications, on est un médecin consommé, un homme d'un esprit sûr, d'un jugement sévère.....

« La médecine du symptôme est celle qui se pratique le plus généralement. Elle consiste, comme on le sait, à traiter chacun des symptômes *en particulier simultanément*. Il en résulte une confusion thérapeutique, un chaos au milieu duquel le médecin s'égare, tandis que le malade est tiraillé en tous les sens..... Voici comment on applique cette médecine du symptôme : contre le froid, draps chauds, bains d'air chaud ; contre la soif, glace, eau fraîche ; contre les vomissements, potions antivomitives ; contre la diarrhée, lavements opiacés, astringents de toute espèce ; contre la faiblesse du pouls, potions excitantes, cordiales, toniques ; contre le mouvement fébrile, saignées, ventouses, etc... Si les congestions persistent, révulsifs, vésicatoires... Joignez à cela quelques moyens de prédilection propres à chaque médecin.

« Quant aux spécificiens, qui attendent la découverte du véritable spécifique du choléra, ils essayent alternativement toutes les recettes que la crédulité ou la cupidité donnent comme ayant guéri les malades les plus désespérés dans une proportion qui ne dépasse jamais de beaucoup celle du coryza. Sitôt que le choléra menace une population, il est précédé par les spécifiques infaillibles. Pendant le temps que l'épidémie règne, les spécifiques se succèdent. Chaque jour en voit éclore et mourir au moins un. A la fin de l'épidémie, les spécifiques rentrent dans l'oubli, ce qui n'a jamais guéri les spécificiens; ils cherchent alors des spécifiques pour les autres maladies.

« Cette critique des méthodes fondées sur des indications arbitraires pourra paraître sévère; elle n'est que juste, chacun le reconnaît implicitement en avouant l'impuissance de l'art contre le choléra : c'est là, en effet, le sentiment des praticiens les plus sensés et les plus habiles. Je n'admets pas plus qu'eux l'impuissance absolue de la médecine des indications banales, ni de la médecine du symptôme. Avec du tact, on évite quelques-uns des inconvénients de ces méthodes; on les corrige. Au lieu de frapper sur tous les symptômes simultanément, on s'adresse seulement aux plus importants; on évite les médications trop évidemment contradictoires; néanmoins, on sent que l'on manque de base, et que l'esprit ne peut s'appuyer sur rien de positif.

« Mais dire avec Broussais que le choléra est une gastro-entérite, c'est tout simplement abuser de quelques cas où l'inflammation intestinale est évidente, pour affirmer qu'elle est constante. En supposant même cette inflammation constante, il ne s'ensuivrait nullement que le choléra-morbus dût être rangé parmi les phlegmasies essentielles, puisqu'il n'offre pas les caractères communs à toutes ces maladies. Enfin, de ce que le choléra serait (par hypothèse) une phlegmasie essentielle, il ne s'ensuivrait nullement que le traitement antiphlogistique dût lui être opposé. Le traitement d'une phlegmasie ne prouve rien pour le traitement d'une autre phlegmasie... La méthode de Broussais est donc fausse en théorie : et, en 1852, on a appris ce qu'elle valait pour les cholériques.

« Dire que le choléra tient à un relâchement de l'intestin ou des glandes de l'estomac, c'est se payer d'un mot. En anatomie pathologique, le mot *relâchement* est synonyme de *prolapsus*. En physiologie et en pathologie, dire que l'augmentation d'une sécrétion tient à un relâchement ; puis, sous prétexte de ce *relâchement*, prescrire de soi-disant *astringents*, c'est-à-dire des médicaments dont on ne connaît nullement les effets, c'est traiter une erreur par une absurdité, au lieu de combattre une maladie par un remède. Est-ce pratiquer une médecine rationnelle que de faire subir aux malades les conséquences d'une double dérogation intellectuelle ?

« ... J'ai fait assez comprendre le non-sens du traitement hippocratique pour n'y point revenir... De la théorie des éléments communs, il résulte une nosographie banale comme la thérapeutique. On peut en juger par un passage de la pathologie générale de M. le professeur Chomel. (Pag. 415, 3e édit.)... De cette théorie des formes, des indications et des médications dans les maladies aiguës, il résulte qu'il suffit de connaître le caractère inflammatoire, bilieux, muqueux, adynamique et ataxique, pour constater s'il en existe quelqu'un d'entre eux sur le malade que l'on observe, et d'agir en conséquence... Il en résulte que si aucun de ces caractères n'existe, *le repos et une diète légère sont le plus souvent les seules conditions utiles à la guérison*. Et quand ces conditions ne suffisent pas, ce qui arrive *le plus souvent?*... A quoi servent donc et la nosologie et le diagnostic ?

« Voilà ce qu'on appelle la médecine classique. Voilà ce qu'on a proposé pour le traitement du choléra à titre de médecine rationnelle !... Si je ne me fais illusion, ce qu'on appelle de ce nom en général, et le traitement rationnel du choléra en particulier, ne peuvent soutenir un examen sérieux. Si l'expérience eût consacré quelque chose au milieu de ces médications hypothétiques et arbitraires, on pourrait s'appuyer sur l'expérience ; mais il semble que la dernière épidémie a laissé encore plus de scepticisme dans les esprits que celle de 1852.

« La méthode de Hahnemann est-elle plus scientifique ? Je crois pouvoir le démontrer.

« Ainsi que je l'ai déjà dit, d'après Hahnemann, les indications se tirent de l'ensemble des phénomènes morbides, et la médication suppose un médicament capable de produire sur un homme sain un état analogue à celui qui sert d'indication, Ce rapport entre l'indication et la médication est l'esprit de cette méthode, comme il en est le fondement. On ne saurait donc apporter trop de soin à établir les deux termes du rapport. L'arbitraire doit être banni de l'un et de l'autre côté.

« Pour établir scientifiquement l'état d'un malade, il faut procéder de la connaissance de la maladie à celle du cas particulier que l'on a sous les yeux. Si l'on ne tient compte que de la maladie, on a une donnée trop générale pour faire correspondre la médication à l'indication. Si l'on fait abstraction de la maladie pour n'envisager qu'un état morbide individuel, on établit empiriquement et confusément l'ensemble du symptôme qui doit servir d'indication... A ce point de vue, l'indication repose sur l'état du malade médicalement constaté, c'est-à-dire constaté avec toutes les ressources de la nosographie, de l'étiologie, de la séméiotique et de l'anatomie pathologique. Chacun des phénomènes morbides, étudié en lui-même et dans ses rapports avec les autres phénomènes, occupe dans le tableau l'ordre hiérarchique qui lui appartient. Le présent se lie naturellement au passé et à l'avenir. On assiste à une évolution connue et prévue des phénomènes... En un mot, on fait de la médecine en savant, au lieu d'appliquer une formule mathématique en aveugle.

« Or, dans le choléra, nous avons distingué quatre formes : dans chacune de ces formes, on doit encore établir des degrés ; en outre, chaque forme a ses phases, ses périodes ; chaque période présente son association ou son groupe de symptômes ; enfin le choléra peut revêtir un génie épidémique particulier, et ce génie se traduire par des phénomènes spéciaux. Quant à chaque malade, il présente des conditions particulières de sexe, d'âge, de constitution, d'habitudes, de régime, d'idiosyncrasie; enfin il a pu contracter la maladie sous l'influence de quelques causes particulières.

« Dans ces deux catégories se trouvent réunies toutes les sources d'indication.

« 1° *Indication tirée de la maladie en elle-même.*

« Quand on a étudié le choléra sous les différentes formes qu'il présente, et qu'on cherche le caractère, le phénomène morbide, l'affection en un mot, qui, par sa constance, son importance, forme comme le pivot de la maladie, on arrive à ce résultat, que cette affection fondamentale est celle de l'estomac et de l'intestin, celle qui donne son nom à la maladie. Il importe donc de bien déterminer la nature de cette affection, à la condition que par sa *nature* on n'entende point autre chose que ses caractères pathologiques. L'affection des voies digestives, dans le choléra-morbus, s'étend d'un bout à l'autre, de la bouche jusqu'au gros intestin inclusivement. Toutefois, les caractères de l'affection varient suivant les diverses régions dans lesquelles on les examine...

« Tels sont les caractères de l'affection des voies digestives dans le choléra : 1° flux général ; 2° fluxions et inflammations partielles, disséminées sur l'étendue de la membrane muqueuse de ce grand appareil. Cette affection est commune à toutes les formes de la maladie. On la retrouve à toutes leurs périodes... Mais l'inflammation peut manquer dans certains cas ; les fluxions elles-mêmes ne sont pas en rapport constant avec l'intensité des autres symptômes ; on ne peut donc considérer celle-ci comme une inflammation constante sans une double erreur.

« Le premier élément de l'indication est donc dans l'affection des voies digestives.

« Un autre élément se trouve dans l'altération des phénomènes d'exhalation, de sécrétion et de nutrition. Après l'analyse physiologique que nous avons faite, il est inutile d'insister sur ces phénomènes.

« Le troisième élément se tire de fonctions vitales.

« Le quatrième est fourni par les douleurs, les crampes, l'agitation, etc., etc.

« Ces divers éléments constituent une indication d'ensemble.

« 2° *Indications tirées de la forme de la maladie :*

« Les formes de la maladie, en systématisant, chacune suivant un mode particulier, les phénomènes de la maladie, deviennent un moyen de préciser l'indication fournie par la maladie envisagée dans son ensemble. Dans la cholérine, l'affection gastro-intestinale est à peu près tout ; c'est surtout de l'état des voies digestives que doit se tirer l'indication. Toutefois, on devra tenir compte des désordres de nutrition qui peuvent survenir, ainsi que de tout autre symptôme. Dans le choléra franc, l'ordre de succession est une chose importante. Il nous permet de suivre, dans l'économie, l'envahissement successif des grands appareils de la nutrition, de la circulation, de l'hématose, d'animation et de coordination. Dans le choléra ataxique, à l'ensemble des phénomènes morbides il faut joindre un élément nouveau : c'est l'absence de coordination régulière, soit dans l'association, soit dans la succession des désordres. Enfin, dans le choléra noir ou foudroyant, la simultanéité et la gravité des symptômes est un élément capital d'indication. »

Viennent ensuite les indications tirées des périodes de la maladie, c'est-à-dire des phénomènes propres à chaque phase, des causes occasionnelles, des conditions d'âge, de sexe, etc., que M. Tessier indique toujours suivant leur ordre hiérarchique, comme pouvant devenir l'objet d'indications particulières. Puis il continue ainsi :

« Les éléments des indications étant posés, il reste à déterminer les médications correspondantes. On les trouve, d'après la formule générale de Hahnemann, dans les médicaments qui produisent, sur l'homme sain, des effets semblables aux états morbides que l'on rencontre chez les cholériques. En supposant la formule vraie, il faut encore que les indications puissent être remplies, qu'à chacune d'elles réponde un médicament... Dans l'état actuel de la science, il y a des lacunes considérables, et il s'en faut que toutes les indications puissent être remplies. La méthode de Hahnemann est donc limitée, circonscrite dans sa sphère d'action sur les cholériques. Elle est d'une puissance incomparable sur les deux premières formes de la maladie, la cholérine et le choléra franc. Dans la forme ataxique, comme dans le choléra noir, elle ne donne rien ou à peu près rien, attendu que dans la matière médicale on ne trouve aucune substance dont les effets sur l'homme sain répondent aux indications fournies par l'ensemble des phénomènes morbides dans ces deux formes de la maladie.... Le nombre des guérisons est à peu de choses près celui des cas de cholérine et de choléra franc qui se présentent, en éliminant quelques vieillards qui s'affaissent dans la convalescence et les malades qui arrivent étant déjà dans le *collapsus*, à l'agonie du choléra franc... Le nombre des morts est le même que celui des cas de choléra foudroyant et de choléra ataxique que l'on traite... Si donc la méthode de Hahnemann est préférable aux méthodes ordinaires, comme plus scientifique et plus efficace, c'est à la condition de limiter le terrain des comparaisons aux formes de la maladie sur lesquelles les deux méthodes ont une action. »

M. Tessier termine le chapitre de ces recherches en indiquant les médicaments qu'il a employés et qui lui paraissent le mieux répondre aux indications hiérarchiquement posées des deux premières formes de choléra. Puis il conclut en ces termes : « Donc, là où elle est applicable, cette méthode permet une détermination scientifique des indications et des médications dans le choléra. Donc, enfin, cette méthode laisse tout entière à combler la lacune des médications à opposer aux formes ataxique et foudroyante du choléra-morbus.

« Voilà ce que j'ai vu et constaté sur près de 100 malades, pendant l'épidémie de 1849. Cette méthode m'a paru plus efficace que les méthodes ordinaires. Dans la limite où ils peuvent le démontrer, les chiffres le démontrent, puisque la mortalité a été moindre d'un dixième sur les malades traités par cette méthode, que sur les malades traités par les autres médications. Celles-ci ont donné dans chacun des services de l'hôpital Sainte-Marguerite, où elles ont été appliquées, de 59 à

60 pour 100 de mortalité ; celle que j'ai suivie, de 48 à 49 pour 100. »

Conclusion de la seconde partie du livre :

« La méthode de Hahnemann permet d'établir sur des bases scientifiques les indications et les médications correspondantes dans le choléra-morbus. Eu égard à l'état actuel de cette méthode, les indications ne peuvent être remplies efficacement ni dans la forme ataxique ni dans la forme foudroyante. »

Conclusion générale du livre :

« Entre les médecins de diverses croyances, de diverses écoles, il ne peut exister qu'un lien, celui de l'observation. Et le lien existe parce que nous considérons tous l'observation comme le seul critérium légitime en médecine. L'application publique et authentique de ce critérium a été jusqu'ici déniée à la méthode dite homœopathique. Je n'ai pas voulu m'associer à ce déni de justice scientifique, qui serait un déshonneur pour le corps médical, si la moindre parcelle de vérité se trouvait dans les travaux de Hahnemann.

« J'ai observé et présenté aux lecteurs des faits capables de faire sortir de grands préjugés de leur esprit. Je me suis tenu dans le rôle d'historien impartial... C'est une grande épreuve pour une méthode thérapeutique que celle de la pneumonie et du choléra ; j'en ai peut-être dit trop peu sur la première de ces deux maladies. Je crois avoir été injuste envers Hahnemann par un sentiment de réserve exagéré. Chaque jour je constate, par de nouveaux faits, l'efficacité de la bryone et du phosphore dans cette grave maladie, où, sur 106 malades, les relevés de M. Louis donnent 52 cas de mort. J'aime mieux toutefois être en deçà qu'au delà de la vérité. Je n'ai pas voulu juger d'une manière absolue la valeur de la réforme de Hahnemann : mon but était uniquement de convaincre mes confrères de la nécessité de ne point condamner cette méthode thérapeutique, en vertu d'une prétendue science infuse, au lieu de l'étudier expérimentalement. L'homme n'est point doué d'intuition : dans les sciences naturelles il ne connaît rien avec certitude sans l'observation. « L'homme, a dit Pascal, n'est ni ange ni bête, et le malheur

« veut que celui qui fait l'ange, fait la bête. » C'est un avis dont il faut profiter. »

En présence de cette étude analytique sur le choléra, de cette critique radicale des méthodes banales de son traitement, de cette exposition claire et précise des bases nouvelles à substituer aux données arbitraires de ces méthodes ; en présence de cette discussion dont chacun a pu sans peine entrevoir l'élévation et la portée ; en présence des observations cliniques invoquées pour en asseoir la valeur scientifique, il semble que M. Valleix, fidèle enfin à sa double mission, et de critique et de savant, eût dû au moins agiter, avec son collègue, l'une ou l'autre des questions soulevées dans la série de ses études. Qu'y a-t-il de vrai ou de faux, de hasardé ou de conjectural, d'acceptable ou d'absurde dans cette réfutation, dans cette formule de la réforme thérapeutique, dans cette vérification clinique? Il y avait là pourtant une occasion de controverse scientifique plus étendue encore que sur le terrain des faits de pneumonie. Mais du tout : il est plus facile de créer des imputations que de dresser une réfutation. L'un ne demande qu'un peu de bonne volonté et d'imagination ; l'autre exige de la science, de la raison et de l'équité. Or, l'esprit de M. Valleix, fourvoyé dans le premier débat, avait déjà imprimé à sa plume un trait où la vérité ne pouvait avouer ses inspirations sérieuses et impartiales. Une fois entraîné hors des limites de la discussion, son imagination vagabonde est allée s'égarer dans ces régions fabuleuses où l'on ne devait pas s'attendre à trouver un médecin et un organe de notre art. Le rôle d'adversaire *tel quel* ne lui allait plus ; force lui a été, sur la question du choléra, de se faire détracteur. Donc, rien sur ces analyses médicales de M. Tessier ; rien sur les vingt observations à l'appui : mais, par contre, un procédé d'attaque qu'on ne peut appeler d'aucun nom qui n'emporte avec lui une injure.

M. Valleix débute en accusant son collègue d'être tombé dans le plus grand abus de la statistique, lorsque ce dernier a dit que les chiffres démontrent, dans la limite où ils peuvent le démontrer, que la méthode de Hahnemann était plus efficace que les autres. « M. Tessier, ajoute le critique, ne peut ignorer que, pour tirer une conclusion des faits non analysés, il faut en avoir une immense quantité. Or, à l'hôpital Sainte-Marguerite, le nombre total des malades a été, dans les divers services, de 79 à 99. Que signifient de pareils chiffres? »

Voici ce que signifient ces chiffres. Ils signifient qu'à l'hôpital Sainte-Marguerite on a traité un peu moins de 300 malades; que le tiers de ces malades, traités par la méthode de Hahnemann, a donné une mortalité moindre d'un dixième que celle des autres tiers traités suivant la méthode ordinaire. *Dans la limite où ils peuvent le démontrer*, ces chiffres démontrent que la méthode de Hahnemann a été plus efficace que les autres. Supposons que la mortalité eût été plus forte d'un dixième dans le service de M. Tessier que dans le sien, M. Valleix aurait-il trouvé que de pareils chiffres ne signifiaient rien?

Voyons maintenant ce qui a causé l'étonnement de M. Valleix, et ce qui eût dû causer sa plus profonde indignation, si la chose était vraie. « Il résulte, dit-il, *d'un fait qui a été publiquement constaté*, que, au moins *pendant la première moitié de l'épidémie*, les malades les plus graves, les malades désespérés, ont été envoyés dans les autres services, tandis que celui de M. Tessier admettait les malades curables. Ayant vu se succéder dans notre division plusieurs sujets apportés expirants, nous demandâmes (à qui?) si la distribution des malades avait été faite régulièrement. Il nous fut répondu (par qui?) que le dernier malade devait aller dans le service de M. Tessier, mais qu'on nous l'avait envoyé parce qu'il était à l'agonie, et que, dans le service de M. Tessier, une nouvelle méthode de traitement étant expérimentée, il serait absurde de l'essayer sur des sujets mourants. Le directeur, M. Ménager, qui se rappelle parfaitement le fait, fut obligé d'intervenir et de recommander qu'on suivît l'ordre de placement, après avoir constaté cette irrégularité. Nous sommes certains que tout cela s'est fait à l'insu de M. Tessier; mais une simple information l'en aurait instruit. »

Voici la réponse de M. Tessier.

Dès le premier jour de l'épidémie, il fut convenu que les malades seraient placés deux par deux, alternativement, dans les services de l'hôpital, afin qu'on pût comparer les résultats, et pour que personne n'eût de récrimination à élever. Pendant toute la durée de l'épidémie, M. Tessier s'assura presque chaque jour que l'ordre établi s'exécutait régulièrement. *Jamais une irrégularité quelconque ne fut signalée par qui que ce soit.*

C'est au commencement de cette année seulement que M. Tessier a appris le bruit que faisait courir M. Valleix, au sujet d'un malade qui aurait dû être placé dans son service, au lieu d'être envoyé chez son collègue. M. Tessier prit aussitôt des informations auprès du directeur, M. Ménager, qui lui répondit : « Il y eut un jour une discussion entre quelques internes et celui de votre service, au sujet d'un malade. Je ne veux et n'ai jamais voulu me mêler de discussions relatives au mode de traitement employé par les médecins. J'ai toujours veillé à ce qu'on suivît l'ordre adopté pour la distribution des malades, voilà tout. »

L'interne de son service, en 1849, étant ainsi en cause, M. Tessier lui demanda des renseignements sur ces prétendues irrégularités en général, et sur le fait particulier du malade qui aurait été envoyé par lui dans le service de M. Valleix. M. Guyton, aujourd'hui docteur en médecine à Nuits (Côte-d'Or), lui affirma que ce propos *était complétement faux*, et qu'il donnerait aux auteurs de ce bruit le *plus formel démenti*, si on venait à lui donner de la publicité. Voilà pour le fait en lui-même.

Au reste, comment M. Valleix a-t-il osé invoquer, comme *publiquement constaté*, un fait dont personne n'a eu vent qu'un an après qu'il s'était passé, et sur lequel on vient de voir le démenti du directeur et de l'interne (1)? Comment M. Valleix

(1) Je déclare aussi, pour ma part, avoir été souvent à l'hôpital pendant l'épidémie. Jamais aucun de mes collègues, et en particulier l'interne de M. Valleix ou son externe, qui était mon ami intime, ne m'ont parlé de ce fait, qui eût dû pourtant faire quelque bruit, s'il se fût passé comme le critique le raconte.

n'a-t-il pas signalé ces irrégularités dont il était victime, soit à l'administration, soit à la Société médicale des hôpitaux, lors de la discussion sur la proposition faite à cette Société, par celle du bureau central, de dénoncer à l'administration, comme une calamité et une honte pour la médecine, l'emploi de la méthode de Hahnemann sur les malades du service de M. Tessier. Ces irrégularités auraient eu lieu, et M. Valleix aurait attendu un an pour s'en plaindre !

M. Valleix comprend, dit-il, le sentiment de *ceux* qui dirigeaient les malades sur les services à agir ainsi ; car il est évident qu'on ne peut pas suivre l'effet des médicaments sur des agonisants sans ressource. — De qui M. Valleix veut-il parler ? et à qui adresse-t-il ces insinuations ? Sans doute à tous les médecins qui ignorent comment se font les réceptions dans les hôpitaux. — Qui dirigeait les malades sur les services ? les internes ? — Mais les internes n'en sont pas chargés; ils admettent seulement le malade à l'hôpital, et voilà tout. Les internes de MM. Valleix et Marotte se seraient donc entendus pour envoyer les malades curables dans le service de M. Tessier, et les désespérés dans les salles auxquelles ils étaient attachés ? Les deux internes en chirurgie seraient, de plus, entrés dans la conspiration ? et au profit de qui et de quoi ?

M. Valleix veut-il parler de l'employé du bureau ? Mais cet employé n'est chargé que d'inscrire les admissions, et d'exécuter la distribution dans les services à tour de rôle, sous la surveillance du directeur et sous le contrôle des médecins. M. Valleix a-t-il constaté une irrégularité quelconque dans le service de cet employé ? Il lui suffisait, pour cela, d'ouvrir le livre des admissions.

Quel est donc cet être *mystérieux* dont M. Valleix invoque le sentiment, et qui se chargerait, à l'insu de tout le monde, de tromper tout le monde ?

Du fait passons aux commentaires.

« Nous ignorons, continue M. Valleix, si l'ordre a été bien ou mal suivi depuis ; ce qu'il y a de certain, c'est que l'irrégularité est devenue moins apparente, et que, dès ce moment, la mortalité a notablement augmenté dans les salles de M. Tessier. Jusqu'alors, en effet, elle n'avait été que de 30 pour 100, ce qui excitait un grand enthousiasme, sur lequel il a fallu revenir ensuite. »

M. Valleix sait parfaitement que les malades entrèrent en très-petit nombre à l'hôpital jusque vers le milieu de mai, milieu de l'épidémie, où M. Tessier, pour sa part, n'en avait reçu qu'une vingtaine. Ce fut après cette époque, au moment des grandes chaleurs, que la recrudescence du choléra eut lieu, que l'épidémie prit une intensité extraordinaire, que le nombre des malades traités dans les salles de M. Tessier tripla rapidement, et que la mortalité s'accrut comme partout ailleurs, sans que pourtant elle ait atteint la mortalité du service de M. Valleix. Or, que M. Valleix veuille bien faire une addition : il reconnaîtra que la mortalité serait encore moindre dans le service de M. Tessier que dans les autres, à partir de cette époque, en défalquant les malades de la première moitié de l'épidémie, sur lesquels la mortalité a été de 7 sur 20. Cette dernière proportion a été obtenue pendant qu'on était censé choisir les malades curables. Or, ce choix eût été fait bien maladroitement, puisque, sur 7 malades, il y a 3 cas de choléra foudroyant, 3 cas de choléra ataxique et un seul cas de choléra franc. Or, les cas de choléra foudroyant et ataxique meurent tous, on peut dire, sans exception. M. Valleix aurait pu lire les observations de ces malades; il aurait appris en quel état ils étaient au moment de leur entrée dans le service; que plusieurs étaient absolument désespérés, et combien la supposition du choix des malades eût été absurde et mensongère.

Arrivons à la conséquence que M. Valleix a tirée du roman. « Nous devons même ajouter, dit-il, que ce qui s'est passé pour le choléra a *dû très-probablement* se passer pour les pneumonies, ce qui rendra sans doute, aux yeux de tout le monde, les succès de M. Tessier beaucoup moins surprenants (1). Il faut donc absolument qu'il recommande formel-

(1) La *probabilité* de cette induction s'adresse directement aux internes de

lement que les malades lui soient envoyés sans distinction ; car, sans cela, il ne pourra jamais tirer de ses faits aucune conclusion acceptable, relativement à la proportion de la mortalité. »

M. Valleix devrait bien nous dire à qui doit être faite la recommandation qu'il suggère. Si c'est à l'employé du bureau, il lui suppose un talent sans exemple dans le diagnostic et le pronostic des maladies aiguës. En outre, il accuse fort gratuitement cet employé, qui est changé fort souvent d'ailleurs, auquel M. Tessier n'a jamais parlé, et dont il n'a même jamais su le nom. Est-ce à l'interne de son service? Mais l'interne de M. Tessier n'est de garde que tous les cinq jours, et, quatre jours sur cinq, ce sont les autres internes qui font les admissions d'urgence. M. Valleix pense-t-il que ces jeunes gens conspirent contre lui depuis trois ans, bien qu'ils changent d'hôpital et se renouvellent tous les ans, plus souvent même quelquefois? D'ailleurs, les admissions d'urgence sont des exceptions. Est-ce aux médecins du bureau central que M. Tessier doit s'adresser pour éviter le choix des malades à son avantage? Mais la seule faveur dont ils l'aient honoré jusqu'ici, c'est une dénonciation collective. Faut-il les prier de ne point favoriser son service?

L'induction que M. Valleix tire d'un fait qui se serait passé dans le choléra, et qui est loin d'être *exact*, sans en rien dire de plus, pour infirmer les résultats offerts par les vingt premiers malades de l'épidémie ; l'induction qu'il tire de la première induction, pour affirmer qu'il en *est très-probablement de même pour les pneumonies, ce qui rendra sans doute, aux yeux de tout le monde, les succès obtenus moins surprenants* ; ces inductions sont-elles permises? est-ce de la dignité? est-ce de la loyauté? est-ce de la critique scientifique? — M. Valleix peut affirmer en toute sûreté de conscience que ce qui s'est

l'hôpital Sainte-Marguerite en 1848 ; — j'étais alors chez M. Tessier, et les observations de pneumonie consignées dans son livre portent, pour la plupart, ma signature. J'*affirme* à M. Valleix, et mes collègues affirmeront au besoin, l'*erreur absolue* de cette supposition du choix des malades, relativement aux pneumonies. En si grave matière, si l'insinuation est coupable, le démenti est un devoir.

passé dans le service de son collègue, pour le choléra, s'y est passé et s'y passera toujours pour la pneumonie, comme pour toute autre maladie. Ces prétendus choix de malades, absolument impossibles, quand bien même on voudrait les faire, ne sont qu'une fable et une mystification inventée à plaisir pour jeter des doutes sur la bonne foi de M. Tessier, et propagée pour infirmer des résultats qu'on ne pouvait attaquer scientifiquement. C'est le procédé de Bazile transporté sur le terrain de la controverse médicale.

M. Valleix termine ainsi son dernier article : « Nous avons, comme on le voit, examiné les faits de M. Tessier avec beaucoup d'attention. Il en est résulté, pour nous, que M. Tessier est dans une illusion complète... »

Seulement, *comme on l'a vu*, pour le choléra, il n'en a pas dit un mot. Quant à l'illusion, il résulte, ce nous semble, de cette polémique, qu'elle a été chez le critique plus que complète, si même, de sa part, ce n'a pas été plus qu'une illusion.

« Quant aux homœopathes de profession et au vulgaire qui les accepte, ce n'est pas pour eux que nous écrivons. C'est vainement qu'on voudrait déraciner l'homœopathie par les faits et par le raisonnement. Ces mauvaises herbes ne disparaissent que lorsqu'elles sont étouffées par de plus mauvaises encore. »

A notre tour, sans être un homœopathe de profession, nous dirons à M. Valleix que ce n'est ni pour lui ni pour le vulgaire des statisticiens que nous avons entrepris cette réfutation. C'est vainement qu'on tenterait de déraciner les préjugés ou de déconcerter les illusions d'adversaires qui repoussent la raison d'une discussion de science, et qui aspirent à trancher par la force, par l'injure et par des procédés sans nom, une question de doctrine et de pratiques médicales. Votre raisonnement et vos faits ! oh ! de grâce, M. Valleix, n'en parlons plus ! Il y a longtemps que ces mauvaises herbes de votre goût et de votre choix ont été étouffées par ces dernières, plus mauvaises encore, que nous vous avons vu cultivant avec un soin et avec un art dont vous seul possédez le secret ! Notre conclusion va vous dire pourquoi nous vous avons réfuté.

§ XI.

Conclusion générale. — Complément de la discussion.

Nous avons suivi pas à pas M. Valleix dans tout le cours de sa critique, et discuté une à une toutes ses objections, quelle qu'en fût la nature ou la forme. Que reste-t-il, maintenant, de cette critique? rien, si ce n'est une confirmation nouvelle de cette vérité banale : que le préjugé ou la passion ne raisonnent pas.

Dans son attaque à l'exposition de la doctrine de Hahnemann, il a cru réfuter en bafouant, discuter en proscrivant, et réduire à l'absurde en tranchant de l'homme infaillible qui décide de la vérité et de l'erreur à première vue.

Sur la question des faits cliniques de la pneumonie, ne pouvant rien répondre à la clarté et à la précision de leur signification accablante, il en a été réduit à tenter d'en fausser le diagnostic, d'en dénaturer le pronostic, c'est-à-dire de donner le change aux lecteurs sur la réalité et la gravité incontestable de la majorité d'entre ces faits.

Voilà pour le fond.

Quant à la forme, nous l'avons vu ne procédant que par assertions et par hypothèses, se jouant des plus simples règles de la logique et des lois de la raison, répudiant les notions les plus vulgaires de l'histoire de la pneumonie, dénaturant les opinions, faussant la statistique ; en un mot, comme nous l'avons déjà dit, de peur d'admettre une absurdité, tombant dans les absurdités et les erreurs les plus grossières.

Sur la question du choléra, il a dédaigné la controverse scientifique. Aussi n'avons-nous eu aucun débat à soutenir, ou plutôt il y a eu pour nous à remplir un pénible devoir. Nous l'avons fait avec regret, mais aussi sans amertume. La bonne foi et la conscience de M. Tessier étant seules incriminées, nous avons eu l'une à justifier, et l'autre à dégager. Accroché, dans sa détresse, à ces honteuses inductions,

M. Valleix y est tombé, du rôle d'accusateur qu'il s'était imposé, à celui d'accusé, que nous ne cherchions pas pour lui. Il se devait à lui-même de se relever dignement de cette triste position; nous allons voir bientôt qu'il l'a rendue plus malheureuse encore, grâce à l'appui de son confrère en journalisme, M. Amédée Latour. Voilà donc ce que sont, et la science, et la logique, et la méthode à l'usage des statisticiens !

Une seule conclusion doit ressortir de cette discussion. Pour tous ceux qui auront suivi ces débats et qui connaîtront les pièces du procès, le livre de M. Tessier, les articles de M. Valleix et notre réponse à ces articles, il résultera inévitablement cette conséquence d'une extrême gravité, et qui est précisément celle du livre de notre maître, telle que nous l'avons déjà citée : c'est que la méthode de Hahnemann doit être soumise au creuset de l'observation et de l'expérience; et les passions, les préjugés et leurs expressions injurieuses doivent faire place à une étude scientifique calme et rigoureuse de la nouvelle thérapeutique.

Pour nous, si, malgré notre insuffisance et notre peu de savoir, nous avons eu la hardiesse d'entreprendre la défense du livre de notre maître contre une attaque de ce genre, c'est que la part de matériaux qui nous y appartient, c'est que les *inductions* sur ce prétendu choix de malades qui nous atteignait quant aux pneumonies, c'est que ce grave outrage à notre bonne foi nous en faisaient un devoir. Quand on croit une cause juste et vraie; lorsque, pour s'élever à cette croyance, on a dépensé ce qu'on possède d'intelligence et de bonne foi, et puis qu'on entend la critique s'essayer perfidement à placer ses convictions et son honneur sous le coup d'une atteinte injurieuse, l'intérêt de la vérité et le soin de sa dignité ne donnent à personne le droit d'accepter cet outrage en silence. Nul n'a le droit de se croire assez humble pour ne pas élever la voix. On mérite le blâme, quand on ne le repousse pas. A laisser transformer ainsi sa conduite scientifique en procédés coupables, on serait plus coupable encore, si on ne relevait ces insinuations de toutes ses forces, et souvent même de son indignation.

Notre réponse à M. Valleix n'a eu ni d'autre mobile ni d'autre but. Nous ne l'avons réfuté que pour l'acquit de notre conscience et l'intérêt de ce que nous croyons la vérité. Sans prétention d'aucune sorte à une infaillibilité quelconque, en matière de science, nous pouvons être dans l'erreur ; mais, à coup sûr, il n'y eut jamais d'erreur et plus loyale et plus sincère. Si jamais un remords devait surgir du souvenir de cette polémique, ce remords ne sera pas pour nous.

Que demandons-nous pour le livre de notre maître ? qu'on le combatte par la vérité, par la logique et par la science. S'il contient des erreurs, qu'on les redresse ; s'il contient une vérité, qu'on la vérifie.

Que demandent tous les médecins qui sont solidaires de ces doctrines et de ces recherches ? Qu'on se serve contre eux d'armes aussi loyales que celles de leurs erreurs. Ils ne se plaindront jamais qu'on leur démontre qu'ils ne sont pas dans la vérité, si réellement ils s'en écartent. Etre rivaux en science, et non ennemis ; adversaires, et non détracteurs : voilà la conduite et le rôle dignes des médecins. Mais, pour cela, il faut savoir s'oublier soi-même, pour ne songer qu'à la vérité médicale ; il faut savoir s'élever au-dessus des mesquines puérilités de l'amour-propre ou de l'intérêt personnel.

La réponse qu'on vient de lire a été publiée une première fois immédiatement après les articles de M. Valleix. Destinée alors à rendre compte seulement du livre de M. Tessier, elle ne contenait que la réfutation des objections principales de la critique sur la question de la pneumonie. Les recherches sur le choléra, où M. Tessier avait été *moralement* mis en cause, y étaient passées sous silence. Lui seul pouvait et devait nécessairement répondre à ces attaques à son honneur, et réfuter du même coup la critique entière de son collègue. Cette réponse, adressée par lui à l'*Union médicale*, fut sèchement refusée, et M. Amédée Latour ferma ainsi systématiquement à la réfutation les colonnes de son journal, qu'il avait ouvertes à l'attaque. C'est ainsi qu'on pratique dans ce journal la liberté de la discussion, le respect des opinions et de la dignité des personnes. C'est ainsi que, par un de ces procédés qui n'ont d'exemple qu'aux jours les plus mauvais de l'intolérance scientifique, cet organe de la science médicale s'arroge le privilége odieux d'insulter aux doctrines, de dénigrer les travaux, de calomnier l'honneur des médecins opposés à la coterie qui l'inspire, et de demeurer impuni au sein de ces violences et de ces excès, en déniant le droit de les repousser là même où ils se sont produits. Ce déni monstrueux de justice scientifique méritait d'être signalé au monde médical, et nous le signalons. Que la conscience publique l'apprécie et le juge! Est-ce de la justice? est-ce de la dignité? est-ce de l'intérêt pour la vérité?

Contre ce mauvais vouloir, M. Tessier n'a pu que protester et opposer des démentis formels aux calomnies dont son honneur a été l'objet. Quant à la critique pure de son livre par M. Valleix, ne pouvant obtenir l'insertion de sa réponse, force lui a été de subir cette critique, et de laisser ses confrères sous l'impression qu'elle a suscitée contre lui. C'est contre cette impression que nous avons cru devoir porter ce pourvoi devant l'opinion du public médical; c'est la vérité scientifique que nous sommes venus défendre; ce sont ces procédés affligeants introduits par les statisticiens et *l'Union* dans la controverse médicale que nous sommes venu démasquer.

Nous avons donc étendu, complété notre premier travail par la question *extra-scientifique* du choléra, en repoussant, au nom de M. Tessier, ces imputations calomnieuses et ce système de dénigrement qui sont les seules armes dont les statisticiens aient toujours fait usage à l'égard de leurs adversaires. Témoin, leur polémique contre M. Bouillaud. Envers et contre *l'Union médicale*, malgré son parti pris de se soustraire à tout contrôle, à tout jugement, nous voulons que la publicité se fasse, et que nos confrères prononcent entre ce parti pris d'étouffer la vérité sous la violence des invectives, entre ses refus d'accepter la discussion, et notre droit de pratiquer et de croire ce qui ne mérite que mépris pour elle. C'est principalement à ses lecteurs que nous adressons ce travail; nous saurons le leur faire parvenir. Libre à elle de fermer ses colonnes à la réponse, après avoir attaqué contre toute logique, toute science et toute dignité ; libre à elle d'en appeler à l'injure quand la raison lui manque; mais c'est en vain qu'elle l'aura tenté; et elle n'aura pas réussi à désarmer des adversaires, après les avoir frappés.

Il n'aura donc pas tenu à nous que la lumière ne se fasse sur toutes choses. Pour qu'elle soit aussi complète que possible, nous reproduisons ici les lettres de M. Tessier et les réponses de MM. Amédée Latour et Valleix.

Le 5 novembre 1850, l'*Union médicale* insérait la lettre suivante :

A M. le rédacteur en chef de L'UNION MÉDICALE.

Paris, 2 novembre 1850.

« Monsieur le rédacteur,

« Vous avez refusé d'insérer la réponse que j'avais faite aux cinq articles de M. Valleix contre mes *Recherches cliniques sur le traitement de la pneumonie et du choléra suivant la méthode de Hahnemann.* Il ne me reste donc qu'à protester contre ce déni de justice, contre ce procédé antiscientifique, et, du même coup, contre un acte grave de M. Valleix.

« 1° Ce médecin a affirmé, dans son dernier article, que, pendant la première période du choléra, les malades avaient été choisis pour mon service, de manière à ce que les cas les plus graves en fussent exclus. — J'oppose à cette assertion le plus formel démenti.

« 2° Ce médecin a affirmé qu'il avait dû en être de même pour les cas de pneumonie admis et traités dans mon service. — J'oppose à cette autre assertion le plus formel démenti.

« Ces prétendus choix de malades (argument habituel des statisticiens contre leurs adversaires) sont, en ce qui me concerne, une fable inventée à plaisir; et ces propos constituant contre moi une imputation calomnieuse de mauvaise foi ou d'incurie, je dois repousser un tel système de dénigrement, dans l'intérêt de la vérité comme dans l'intérêt de ma considération.

« Je vous prie donc, monsieur le rédacteur, *et au besoin je vous requiers*, de vouloir bien insérer textuellement cette lettre dans le plus prochain numéro de *l'Union médicale*.

« Agréez l'expression de mes sentiments distingués,

« J.-P. TESSIER. »

« Nous avons cru devoir refuser l'insertion de la réponse de M. Tessier aux articles de M. Valleix par des motifs que le public comprendra quand il aura lu cette réponse, si, comme on l'assure, M. Tessier la livre à la publicité telle qu'il nous l'a adressée. Voilà tout ce que nous voulons dire sur ce qui concerne notre refus. Quant aux plaintes de M. Tessier contre M. Valleix, voici la note que nous transmet notre honorable collaborateur, à qui nous avons communiqué la lettre qui précède.

« AMÉDÉE LATOUR. »

« J'ai dit qu'à l'époque du choléra, un malade mourant avait été placé dans mon service quand il devait être envoyé dans celui de M. Tessier. Ce fait a nécessité l'intervention de M. Ménager, qui se le rappelle, et m'a autorisé à le dire. Je n'ai accusé que l'incurie du bureau; mais j'ai fait observer qu'une semblable incurie devait entrer en ligne de compte. Il n'y a rien là qui attaque M. Tessier. Quant à l'induction que j'en ai tirée pour les cas de pneumonie, je ne l'ai donnée que comme une induction. Si M. Tessier croit que j'y ai mis de la personnalité, il se trompe. Je l'ai averti d'un fait dont il n'avait sans doute pas connaissance. En pareille circonstance, je voudrais qu'on agît de même à mon égard. Je ne croyais pas que le fait dût avoir une semblable importance; autrement, je me serais fait un devoir d'en informer M. Tessier à l'instant même, et maintenant je regrette de n'avoir pas agi ainsi. Si j'avais accusé M. Tessier d'avoir, directement ou indirectement, provoqué cette irrégularité, je concevrais sa susceptibilité; mais c'est faire beaucoup de bruit pour bien peu de chose. Je ne demanderais pas mieux, du reste, que d'avoir la preuve que le bureau n'a pas commis la négligence dont il s'est laissé accuser à l'époque en question.

« VALLEIX. »

Après cette note, où M. Valleix amoindrit si fort et transforme les imputations de ses articles, en essayant toutefois de donner le change aux lecteurs sur les vérités ou les faits en question, M. Tessier adresse une seconde lettre rectificative à *l'Union*, qui refuse, cette fois, de l'insérer. Après plus de huit jours d'attente, M. Tessier, n'ayant d'autre moyen d'obtenir cette insertion, la requiert par sommation de justice. Force est alors à *l'Union médicale* de publier cette réponse, et M. Amédée Latour la fait précéder par ce qui suit, en tête du numéro du 21 novembre 1850.

« Nous avons reçu, par ministère d'huissier, une très-longue lettre de M. Tessier, en réponse aux quelques lignes dont M. Valleix et nous avions fait suivre sa première missive. Notre droit serait de refuser cette insertion : 1° parce que la sommation est irrégulière et se trouve entachée d'un vice de forme; 2° parce qu'elle excède, dans des proportions considérables, la longueur déterminée par la loi au droit de réponse; 3° enfin, parce qu'elle contient des expressions et des insinuations que les tribunaux n'auraient pas pu nous forcer à publier.

« Notre droit serait aussi de répondre à la réponse de M. Tessier, et nos lecteurs peuvent penser que nous n'éprouverions pour cela qu'un seul embarras, celui de ne pas fournir à M. Tessier un prétexte légal à des réponses interminables.

« Nous croyons devoir sacrifier notre droit à de hautes convenances. Ce ne serait ni à *l'Union médicale*, ni à ses rédacteurs, que le bruit et le retentissement d'un procès pourraient être profitables. Nous publions donc la réponse de M. Tessier.

« M. Tessier en appelle au jugement du public ; le public nous connaît ; il connaît aussi M. Valleix ; nous acceptons avec empressement sa juridiction, *et nous acceptons aussi toutes ses qualifications et ses conclusions.*

« AMÉDÉE LATOUR. »

M. Latour a soin, comme on le voit, de passer sous silence le premier envoi de la lettre et de taire que la sommation par ministère d'huissier, au lieu de lui arriver d'emblée, ne lui a été faite qu'après son refus d'accéder à une simple invitation.

Quant au *noble sacrifice* de son droit de refus et de réponse, qu'il fait, dit-il, à de *hautes convenances*, il nous sera permis d'attendre, pour le remercier de tant de générosité, qu'il lui plaise de nous définir ces *hautes convenances*. Les exemples nombreux et variés que son *esprit* en donne tous les jours, et que nous avons dû en enregistrer de la part de *l'Union*, dans toute cette polémique, nous donnent à penser que ces deux mots ne sont encore qu'une de ces *manières poétiques* de parler, exclusivement propres aux rédacteurs de ce journal. Du reste, il a raison de croire que le bruit d'un procès devant lequel sa *dignité* a reculé ne saurait en aucun cas lui être profitable ; mais c'est à tort qu'il cherche à faire entendre que M. Tessier lui réservait le scandale d'un procès en diffamation. M. Tessier n'a jamais voulu que le contraindre à l'insertion de sa lettre. C'est le seul droit qu'il tint à défendre et à faire respecter en sa personne.

M. Latour le savait mieux que personne. Mais que voulez-vous ? Quand on ne peut mieux faire, on cherche à s'échapper d'une position malheureuse par la voie détournée d'une insinuation où le faux prétexte d'une crainte imaginaire.

Enfin, nous voici pourtant, une fois du moins, parfaitement d'accord ensemble. Comme nous, il en appelle au jugement du public. Le public les connaît, dit-il, M. Valleix et lui ; c'est possible, mais pas pourtant d'une connaissance aussi complète que celle qui résultera inévitablement de ce débat, et surtout de cette dernière lettre de M. Tessier, insérée dans le numéro du 21 novembre 1850 (*Union médicale*).

A M. le rédacteur en chef de L'UNION MÉDICALE.

Paris, 10 novembre 1850.

« Monsieur le rédacteur,

« Je viens rectifier certaines assertions, dont M. Valleix et vous avez fait suivre ma lettre dans votre numéro du 4 novembre courant.

« M. Valleix prétend n'avoir accusé que l'incurie du bureau dans le dernier des cinq articles qu'il a écrits contre mon livre. Je le crois mal servi par sa mémoire dans cette circonstance.

« Si M. Valleix se fût borné dans sa critique à constater qu'un malade mourant avait été couché dans son service, tandis qu'il aurait dû l'être dans le mien ; si M. Valleix avait ajouté que ce malade devait entrer en ligne de compte, et qu'au lieu de onze, il n'existait en réalité que dix pour cent de différence entre la mortalité des cholériques de mon service et celle du sien, jamais l'idée ne me serait venue de réclamer pour une chose absolument sans importance. Je ne tiens ni à proclamer, ni à prouver l'infaillibilité du bureau.

« J'ai cependant de graves raisons pour douter de l'exactitude de ce fait : par exemple le parti qu'on en a tiré contre moi, les précautions prises pour me le cacher, le vague avec lequel il est articulé. Donner pour tout renseignement *un malade* pendant *la première période du choléra*, c'est rendre toute vérification impossible, surtout plus d'une année après l'époque où ce fait aurait eu lieu, alors que le directeur et l'employé du bureau ont quitté l'hôpital. Joignez enfin à ces raisons que le fait en question a été attribué non pas au bureau, non pas à l'incurie ni à la négligence du bureau, mais à mon interne, M. Guyton, aujourd'hui médecin à Nuits (Côte d'Or), lequel affirme sur l'honneur que ce fait est faux.

« Mais, monsieur le rédacteur, ce n'est point de cette méprise vraie ou fausse (peu m'importe) qu'il s'agit, ce n'était point là l'objet de ma lettre, parce que ce n'est point là l'accusation que M. Valleix a lancée contre moi dans le dernier de ses cinq articles; c'est au parti qu'on a tiré de ce fait contre moi que j'ai répondu par un double démenti ; il m'importe beaucoup que le public médical ne puisse pas prendre le change, ni croire que j'ai répondu par deux démentis à la simple énonciation d'un fait, ainsi que M. Valleix le donne à penser.

« Pour lever toute équivoque, je vais rétablir les termes de la discussion. Or, voici les inductions que M. Valleix a tirées du fait en question :

« *Il résulte d'un fait qui a été publiquement constaté que,* « *au moins pendant la première moitié de l'épidémie, les ma-* « *lades les plus graves, les malades désespérés, ont été en-* « *voyés dans les autres services, tandis que celui de M. Tes-* « *sier admettait les malades curables.*

« *Ayant vu se succéder dans notre division plusieurs sujets* « *apportés expirants, nous demandâmes si la distribution des* « *malades avait été faite régulièrement. Il nous fut répondu* « *que le dernier malade devait aller dans le service de M. Tes-* « *sier, mais qu'on nous l'avait envoyé parce qu'il était à l'ago-* « *nie, et que, dans le service de M. Tessier, une nouvelle mé-* « *thode de traitement étant expérimentée, il serait absurde ed* « *l'essayer sur des sujets mourants; le directeur, M. Ménager,* « *qui se rappelle parfaitement le fait, fut obligé d'intervenir* « *et de recommander qu'on suivît l'ordre de placement, après* « *avoir constaté cette irrégularité.*

« *Nous sommes certains que tout cela s'est fait à l'insu de* « *M. Tessier; mais une simple information l'en aurait instruit,* « *nous ignorons si depuis l'ordre a été bien ou mal suivi ; ce* « *qu'il y a de certain, c'est que l'irrégularité est devenue* « *moins apparente, et que, dès ce moment, la mortalité a nota-* « *blement augmenté dans le service de M. Tessier; jusqu'alors,* « *en effet, elle n'avait été que de trente pour cent, ce qui exci-* « *tait un grand enthousiasme sur lequel il a fallu revenir* « *ensuite.*

« *Nous devons même ajouter que ce qui s'est passé pour le* « *choléra a dû très-probablement se passer pour les pneumo-* « *nies, ce qui rendra sans doute aux yeux de tout le monde les* « *succès de M. Tessier beaucoup moins surprenants. Il faut* « *donc absolument qu'il recommande formellement que les* « *malades lui soient envoyés sans aucune distinction, car sans* « *cela il ne pourra jamais tirer de ses faits une conclusion* « *acceptable, relativement à la proportion de la mortalité.* »

« Voilà ce que j'ai démenti dans ma lettre du 4 novembre ; M. Valleix répond :

« *Je n'ai accusé que l'incurie du bureau, mais j'ai fait ob-* « *server qu'une semblable incurie devait entrer en ligne de* « *compte ; il n'y a rien là qui attaque M. Tessier.* »

« De telle sorte, monsieur le rédacteur, que j'ai tort de me plaindre, que j'ai mal compris l'intention charitable de M. Valleix, *qui m'a averti d'un fait dont je n'avais sans doute pas connaissance, et qui voudrait, en pareille circonstance, qu'on agît de même à son égard.*

« Eh bien ! pour ceux de mes confrères qui pourraient croire comme moi que ces prétendus choix de malades, cette conversation anonyme, ces inductions, ces rapprochements groupés, coordonnés et enchaînés comme ils le sont, constituent contre moi une imputation de mauvaise foi ou d'incurie et doivent porter préjudice à ma considération, je dois développer et préciser le démenti que j'ai donné à l'ensemble de cette histoire :

« 1° Il est faux de dire que le fait en question a été constaté *publiquement*. S'il a été constaté, il a dû l'être si *secrètement*, que je n'en ai rien su depuis un an, malgré trois visites que je faisais aux cholériques tous les jours, et malgré les recommandations incessantes que j'adressais au directeur, au bureau et à mon interne pour que l'ordre établi pour les admissions depuis le premier jusqu'au dernier jour de l'épidémie fût rigoureusement observé.

« 2° Il est faux de dire *qu'il résulte de ce fait que, pendant au moins la première moitié de l'épidémie, les malades les plus graves, les malades désespérés, ont été envoyés dans les autres services, tandis que celui de M. Tessier admettait les malades curables.* D'un fait particulier il ne résulte jamais que ce fait lui-même, et non d'autres faits.

« 3° Je tiens pour radicalement fausse et absurde la conversation anonyme rapportée par M. Valleix. L'auteur de cette conversation, s'il eût été employé au bureau, aurait-il pris M. Valleix pour confident d'un passe-droit qu'il commettait contre lui en observant le plus complet silence vis-à-vis de moi, pour qui il le commettait ?

« 4° Il est faux que le directeur, M. Ménager, ait constaté cette irrégularité, qui aurait consisté *à envoyer les malades les plus graves, les malades désespérés, dans les autres services, et à réserver les cas curables pour le mien pendant la première moitié de l'épidémie.*

« 5° Il est faux de dire que la mortalité ait augmenté, dans mon service, à partir du jour où aurait cessé une irrégularité qui n'a jamais existé ; la mortalité n'a augmenté dans mon service, comme dans tous les services de Paris, comme dans celui de M. Valleix, qu'au moment de la recrudescence du choléra, pendant les grandes chaleurs, après la première période de l'épidémie, dont cette recrudescence a fait la seconde période.

« 6° Il est absurde de supposer qu'une mortalité de trente pour cent eût put exciter l'enthousiasme de qui que ce soit, si les malades *curables* eussent été seuls admis dans mon service, à l'exclusion *des cas les plus graves, des cas désespérés.* Cette supposition est démentie de tous points par les observations rapportées dans mon livre, lesquelles répondent à la première moitié de l'épidémie.

« 7° Il est faux qu'il y ait jamais eu choix pour mon service entre les malades affectés de pneumonie qui ont été admis dans l'hôpital Sainte-Marguerite.

« 8° Il est faux, par conséquent, que les succès que j'ai obtenus, en suivant la méthode de Hahnemann, tiennent à de prétendus choix de malades qui n'ont jamais eu lieu ; les résultats que j'ai consignés sont donc parfaitement authentiques et légitimes.

« 9° Il est faux d'avancer que *je ne pourrai jamais tirer de mes faits aucune conclusion acceptable relativement aux proportions de la mortalité, tant que je n'aurai point recommandé qu'on admette les malades dans mon service sans distinction.* Je n'ai jamais manqué de faire cette recommandation pour quelque espèce de maladie que ce soit, quand cela pouvait avoir un sens.

« J'en ai fini avec les assertions et les inductions de M. Valleix.

« Quant à vous, monsieur le rédacteur, vous prétendez justifier votre refus d'insérer ma réponse aux cinq articles de votre collaborateur en affirmant que le public comprendra vos motifs quand il aura lu cette réponse, si, comme on l'assure, je la livre à la publicité telle que je vous l'ai adressée.

« Cela veut-il dire que cette réponse était trop longue? Mais il faut plus de temps pour répondre à une induction que pour la poser. Votre insinuation signifie-t-elle que, dans cette réponse, vous avez rencontré des personnalités que vous avez refusé d'insérer par esprit de modération? A merveille! Mais m'avez-vous demandé de consentir à la suppression de ce qui pouvait être blessant, en un mot, de toutes les qualifications? C'était votre droit, je dis plus, c'était votre devoir. Vous m'avez transmis le refus le plus formel et le plus sec, sans condition ni restriction d'aucune sorte. Je vous eusse abandonné de bon cœur toutes les qualifications même les plus légitimes. Je ne tenais qu'aux faits et aux arguments contenus dans ma réponse.

« Puis-je attribuer votre refus à l'esprit de modération, en présence des attaques et des personnalités contenues dans les articles de M. Valleix? Nullement. Ce refus avait, suivant moi, pour but d'empêcher les faits et les arguments contenus dans ma réponse de détruire les assertions de M. Valleix vis-à-vis des lecteurs de *l'Union médicale*.

« Voilà pourquoi je vous ai reproché vivement ce refus d'insertion.

« Relativement à mes projets, vous êtes mal informé ; un de mes élèves s'est chargé de réfuter les articles de M. Valleix.

« Je vous prie, monsieur le rédacteur, et au besoin vous requiers, d'insérer textuellement cette lettre dans le plus prochain numéro de *l'Union médicale*.

« Agréez l'expression de mes sentiments distingués.

« J.-P. TESSIER. »

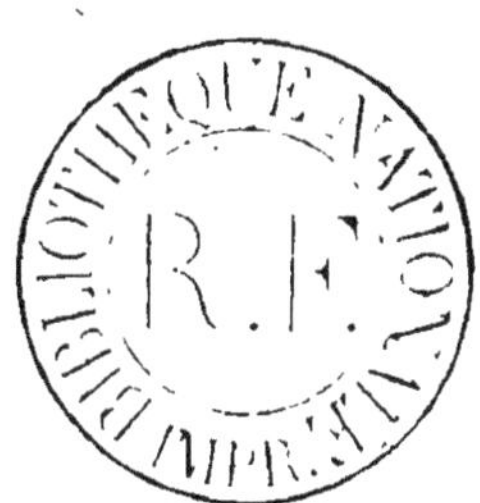

www.ingramcontent.com/pod-product-compliance
Ingram Content Group UK Ltd.
Pitfield, Milton Keynes, MK11 3LW, UK
UKHW020238220726
13923UKWH00002B/717